功能化磁纳米颗粒在
肿瘤细胞生物学中的应用

GONGNENGHUA CINAMI KELI ZAI
ZHONGLIU XIBAO SHENGWUXUE ZHONG DE YINGYONG

王雪琴／著

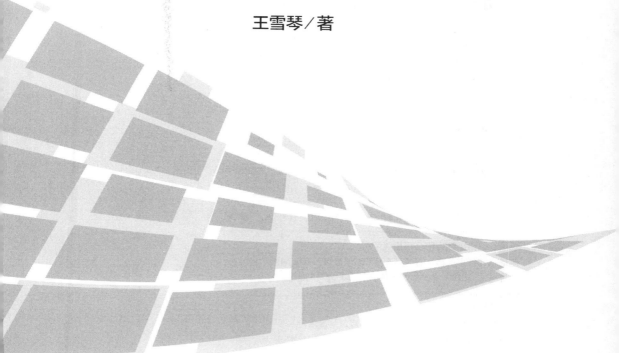

中国纺织出版社有限公司

图书在版编目（CIP）数据

功能化磁纳米颗粒在肿瘤细胞生物学中的应用/王雪琴著 . --北京：中国纺织出版社有限公司，2023.11
ISBN 978-7-5229-1163-2

Ⅰ．①功… Ⅱ．①王… Ⅲ．①纳米技术-应用-肿瘤学-细胞生物学 Ⅳ．①R730.2

中国国家版本馆 CIP 数据核字（2023）第 202126 号

责任编辑：闫　婷　　责任校对：王花妮　　责任印制：王艳丽

中国纺织出版社有限公司出版发行
地址：北京市朝阳区百子湾东里 A407 号楼　邮政编码：100124
销售电话：010—67004422　传真：010—87155801
http://www.c-textilep.com
中国纺织出版社天猫旗舰店
官方微博 http://weibo.com/2119887771
三河市宏盛印务有限公司印刷　各地新华书店经销
2023 年 11 月第 1 版第 1 次印刷
开本：710×1000　1/16　印张：16.5
字数：260 千字　定价：98.00 元

前　　言

纳米技术是一种前沿的、学科交叉的先进技术体系，在分子和细胞水平上促进了生命科学的基础研究。作为纳米技术主要代表性产物之一，磁性纳米颗粒（magnetic nanoparticles，MNPs）是近年来发展迅速且极具应用价值的纳米材料，由于其独特的物理和化学特性，如超顺磁性、生物相容性、药物缓释功能、小尺寸效应、量子尺寸效应、表面效应、易修饰及偶联功能化生物分子等特性，使其在现代医学的众多领域极具潜力，尤其在核磁共振成像、肿瘤诊疗、传感分析等方面的研究应用中备受青睐。本书总结了著者及研究团队近二十年基于功能化磁性纳米颗粒的应用研究及成果，着重介绍了功能化磁性纳米颗粒在肿瘤细胞生物学研究中的应用，以期望为磁性纳米颗粒及肿瘤细胞生物学的研究提供新的见解和参考。

功能化磁性纳米颗粒（functionalized magnetic nanoparticles，FMNPs）一般是由铁、钴、镍等金属氧化物组成的磁性内核及包裹在磁性内核外的蛋白质、多糖及高分子聚合物的壳层组成。最常见的核层由具有超顺磁或铁磁性质的四氧化三铁（Fe_3O_4）或伽马三氧化二铁（γ-Fe_2O_3）制成，具有磁导向性（即靶向性）：在外加磁场作用下，可实现定向移动、方便定位和与介质分离；最常见的壳层由人源性及动物源性蛋白质、（羧甲基）壳聚糖及各种高分子聚合物组成；在壳层上再偶联适配子、酶、抗原、抗体、核酸和各靶向配位基等活性基团，从而实现其功能化修饰。表面功能化修饰的磁性纳米颗粒在肿瘤细胞生物学领域的应用非常广泛，主要有细胞标记和分离、基因/药物递送、肿瘤诊断和治疗等。本书将从以上几个方面介绍功能化磁性纳米颗粒的制备、特性及其在肿瘤细胞生物学领域的研究及应用，为功能化磁性纳米颗粒的深入研究提供基础理论依据和技术支撑，同时也为功能化磁性纳米颗粒在其他方面的应用提供研究思路。

本书按照磁性纳米颗粒在肿瘤细胞生物学中的应用实例，共分为五篇、十五章。其中，各章自成章节，又围绕本书主题成一个完整的体系。第一篇介绍功能化磁性纳米颗粒与靶细胞分离纯化（第二章），第二篇介绍功能化磁性纳米颗粒在肿瘤细胞标记和分子成像中的应用（第三章至第五章），第三篇介绍功能化磁性纳米颗粒与抗肿瘤药物的靶向递送及肿瘤治疗（第六章至第九章），第四篇介绍分子成像与肿瘤治疗一体化的多功能磁性纳米颗粒（第十章至第十一章），第五篇介绍基于铁基纳米酶催化的肿瘤治疗与检测（第十二章至第十五章）。本书可供从事纳米技术、肿瘤细胞生物学、生物医学、制药工程及药物化学等专业的教学及科研人员参考，也适合高校本科生及研究生阅读。特别是对于从事功能化纳米材料应用方面的科研人员有较大参考价值。

特别感谢河南工业大学张慧茹教授在书稿整理及校稿过程中给予的精心指导！河南省人民医院郭玉琪教授、郑州大学李娜老师及河南工业大学王子朝、赵英源、李瑞芳等团队老师在书稿整理过程中提供了很多帮助，在此表示诚挚的谢意！刘传、赵宣平、陈鸿、陈旭阳、万梦娜、赵尚毅、李小龙等实验团队的研究生们，在实验方法和数据整理等方面做了大量的工作，在此表示感谢！

由于时间仓促和作者水平有限，疏漏和错误之处在所难免，敬请读者不吝指正。

王雪琴

河南工业大学

2023 年 8 月 26 日

目　　录

第一章　绪论 ……………………………………………… 1

　1.1　纳米、纳米材料、纳米技术 ……………………… 1

　1.2　磁性纳米颗粒的制备方法 ………………………… 2

　1.3　磁性纳米颗粒的表面功能化修饰 ………………… 5

　1.4　功能化磁性纳米颗粒的特性 ……………………… 7

　1.5　功能化磁性纳米颗粒在肿瘤细胞生物学的应用 ……… 8

第一篇　功能化磁性纳米颗粒与靶细胞分离纯化

第二章　抗体功能化磁性纳米颗粒用于细胞分离纯化 …………… 15

　2.1　抗体功能化 IMBs 的制备 ………………………… 17

　2.2　Anti-CD133 mAb 偶联 IMBs 的免疫活性分析 ……… 22

　2.3　神经胶质瘤 U251 细胞培养和肿瘤干细胞富集 …… 23

　2.4　胶质瘤球及分化细胞表面超微结构 ……………… 24

　2.5　肿瘤干细胞的纯化分离 …………………………… 25

　2.6　CD133$^+$细胞形成胶质瘤球的免疫细胞化学检测 …… 26

　2.7　纯化 CD133$^+$细胞形成胶质瘤球的活性检测 ……… 28

　2.8　纯化 CD133$^+$细胞形成胶质瘤球多向分化潜能 …… 29

　2.9　CD133$^+$细胞的细胞周期 ………………………… 31

　本章小结 ……………………………………………… 32

第二篇　功能化磁性纳米颗粒在肿瘤细胞标记和成像中的应用

第三章　多聚赖氨酸修饰磁性纳米颗粒标记肿瘤干细胞 ·············· 35

　　3.1　PLL/γ-Fe$_2$O$_3$ 的制备与表征 ······························· 36

　　3.2　PLL/γ-Fe$_2$O$_3$ 标记肿瘤干细胞 ··························· 38

　　3.3　磁标记肿瘤干细胞的生物学特性 ·························· 41

　　本章小结 ··· 49

第四章　荧光磁性白蛋白微珠标记肿瘤细胞及细胞内成像 ·············· 50

　　4.1　MAMbs 的制备与荧光标记 ································ 51

　　4.2　MAMbs 标记神经胶质瘤 U251 细胞及其毒性分析 ········ 52

　　4.3　荧光 MAMbs 用于细胞内成像 ··························· 55

　　本章小结 ··· 56

第五章　Anti-CD133 抗体偶联磁性纳米颗粒用于 CSCs 成像 ·········· 57

　　5.1　^{CD133}mAb IMNS 的制备与表征 ························· 57

　　5.2　^{CD133}mAb IMNS 细胞毒性和靶向性研究 ················ 63

　　5.3　^{CD133}mAb IMNS 在胶质瘤干细胞内成像 ················ 66

　　本章小结 ··· 67

第三篇　功能化磁性纳米颗粒与抗肿瘤药物的靶向递送及应用

第六章　eMNNS 同步输送基因/化疗药物靶向抑制 GSCs 增殖 ········ 71

　　6.1　eMNNS 的构建及表征 ·································· 71

　　6.2　eMNNS 的靶向性、细胞毒性及生物相容性研究 ··········· 76

　　6.3　负载 *Sur* siRNA/DOX 的 eMNNS 对 GSCs 增殖的影响 ········· 79

6.4　负载 *Sur* siRNA/DOX 的 eMNNS 对体内胶质瘤的影响 ········ 85
本章小结 ··· 87

第七章　^{RGD}SPIO@MSN 装载 DOX 促肝癌细胞凋亡的效应 ············ 88
7.1　^{RGD}SPIO@MSN NPs 的制备与表征 ························· 88
7.2　^{RGD}SPIO@MSN NPs 细胞毒性和靶向性分析 ············· 92
7.3　^{RGD}SPIO@MSN NPs 药物装载及载药性能分析 ········· 94
7.4　^{RGD}SPIO@MSN@DOX NPs 促 HepG2 细胞凋亡的效应 ··· 95
本章小结 ··· 99

第八章　HA 修饰 FMNPs 双载基因/药物抑制乳腺癌细胞增殖 ······· 100
8.1　HA-FMNPs 的制备及表征 ····························· 100
8.2　HA-FMNPs 的生物相容性 ····························· 105
8.3　HA-FMNPs 装载 PTX/si *Beclin*1 的研究 ············· 106
8.4　各模式处理的乳腺癌 MCF-7 细胞活性分析 ········· 109
本章小结 ··· 113

第九章　^{CD133}mAb/TMAMbs 装载 VCR 抑制 U251 细胞增殖 ······· 114
9.1　^{CD133}mAb/MAMbs 的制备、表征及免疫活性分析 ········· 114
9.2　^{CD133}mAb/MAMbs 的生物相容性 ····················· 118
9.3　^{CD133}mAb/MAMbs 的靶向性分析 ····················· 118
9.4　^{CD133}mAb/MAMbs 药物装载及载药性能分析 ········· 120
9.5　^{CD133}mAb/TMAMbs 抑制胶质瘤细胞增殖 ··············· 121
9.6　各载药体系处理对胶质瘤细胞活性氧的影响 ··········· 126
9.7　各载药体系处理对胶质瘤细胞迁移的影响 ··········· 127
9.8　各载药体系处理对胶质瘤细胞侵袭能力的影响 ········· 128
本章小结 ··· 129

第四篇　用于肿瘤细胞成像与治疗的多功能磁性纳米颗粒

第十章　Tf 修饰磁性纳米体系用于药物递送和荧光/MRI 成像 ········· 133

　　10.1　Tf-CS/SPIO NPs 的制备 ···················· 134

　　10.2　Tf-CS/SPIO NPs 的表征 ···················· 137

　　10.3　Tf-CS/SPIO NPs 的药物装载及性能分析 ·········· 139

　　10.4　荧光标记 Tf-CS/SPIO NPs 及细胞内成像 ········· 140

　　10.5　Tf-CS/SPIO NPs 抑制胶质瘤细胞增殖 ············ 143

　　本章小结 ······································ 150

第十一章　PEI-MNPs 用于细胞成像、siRNA 输送及 GBM 治疗 ···· 151

　　11.1　PEI-MNPs 的制备及表征 ···················· 151

　　11.2　PEI-MNPs 的 siRNA 装载及性能分析 ··········· 154

　　11.3　荧光标记 PEI-MNPs 及 U251 细胞内成像 ········· 156

　　11.4　PEI-MNPs 装载 *survivin* siRNA 对 U251 细胞增殖和自噬
　　　　　的影响 ·································· 157

　　本章小结 ······································ 162

第五篇　基于铁基纳米酶催化的肿瘤治疗

第十二章　^{CD44}MMSN/AuNPs 纳米酶用于肝肿瘤精准治疗 ·········· 165

　　12.1　HA 功能化 MMSN/AuNPs 的制备 ··············· 166

　　12.2　各纳米颗粒的表征分析 ····················· 168

　　12.3　^{CD44}MMSN/AuNPs 双酶样活性分析 ············· 172

　　12.4　^{CD44}MMSN/AuNPs 血液相容性和细胞毒性分析 ····· 174

　　12.5　^{CD44}MMSN/AuNPs 对 HepG2 细胞内氧化应激的影响 ········ 176

12.6 ^{CD44}MMSN/AuNPs 对 HepG2 细胞凋亡的影响 ················· 178

12.7 ^{CD44}MMSN/AuNPs 体内抑制肝肿瘤增殖的效果评估 ········ 180

本章小结 ··· 183

第十三章 ^{CD44}FMNA 纳米酶携载 NO 供体靶向治疗乳腺癌 ··········· 184

13.1 ^{CD44}FMNA 的制备与表征 ·································· 185

13.2 ^{CD44}FMA 的类酶活性探索 ·································· 189

13.3 ^{CD44}FMA 的稳态动力学分析 ······························ 191

13.4 ^{CD44}FMA 的免疫活性分析 ································· 192

13.5 ^{CD44}FMNA 载药及药物释放性能分析 ···················· 194

13.6 ^{CD44}FMNA 生物相容性分析 ······························ 195

13.7 ^{CD44}FMA 靶向性分析 ·································· 196

13.8 ^{CD44}FMNA 的抗增殖能力分析 ·························· 196

13.9 ^{CD44}FMNA 纳米酶携载 NO 供体对乳腺癌细胞增殖的影响····· 197

13.10 ^{CD44}FMNA 携载 NO 供体对乳腺癌细胞增殖的体内影响 ··· 205

本章小结 ··· 209

第十四章 PLGA 功能化纳米酶协同 DOX 抑制 A549 细胞增殖········ 210

14.1 NP_{PLGA} 的制备、表征 ································· 210

14.2 NP_{PLGA} 类酶样活性的探索 ························· 212

14.3 NP_{PLGA} 的 DOX 装载及载药性能分析 ··············· 217

14.4 NP_{PLGA} 协同 DOX 增强抗 A549 细胞增殖的效应 ········· 218

本章小结 ··· 225

第十五章 ^{CD44}FM 纳米酶用于特异性检测三阴性乳腺癌 ··········· 226

15.1 ^{CD44}FM 的制备与免疫活性分析 ······················· 228

15.2 ^{CD44}FM NPs 的类酶活性探究 ······················· 232

15. 3 ^{CD44}FM NPs 纳米酶用于检测三阴性乳腺癌 ····················· 235

本章小结 ··· 242

参考文献 ··· 243

彩图二维码

第一章 绪论

1.1 纳米、纳米材料、纳米技术

纳米（nanometer，nm）是一种度量单位，1 纳米等于 10^{-9} 米，也就是 1 米的十亿分之一。纳米材料是指由尺寸小于 100nm（0.1~100nm）的颗粒构成的、具有小尺寸效应的零维、一维、二维和三维材料的总称。在纳米技术发展过程中，纳米材料的开发和应用处于核心地位，纳米材料从根本上改变了材料的结构，被公认为 21 世纪最具有前途的研究领域，在人类生活的各个方面得到广泛充分的实际应用。由于纳米材料具有小尺寸效应、表面效应、量子尺寸效应、宏观量子隧道效应、低毒性、外形规则、尺寸均匀、良好的生物相容性、易功能化修饰及可注射性等优势，使其具有不同于常规材料的诸多潜在的物理和化学性质，尤其是具有独特磁性的纳米材料，越来越受到科研工作者的重视和青睐，在生命科学领域有着广阔的应用前景。

磁性纳米颗粒是最为常用的纳米材料之一，常用的 MNPs 有氧化铁（主要是 γ-Fe_2O_3、Fe_3O_4）纳米颗粒、铁氧体 MFe_2O_4（M＝Mn、Zn、Mg、Fe、Co）纳米颗粒及氮化铁（FeN、Fe_2N、$Fe_{16}N_2$）纳米颗粒等，其中，磁性氧化铁纳米颗粒（magnetic iron oxide nanoparticles，MIONPs）是应用最为广泛的纳米颗粒之一，由于具有独特的磁性能，可以在外加磁场的作用下定向移动，备受广大科研工作者的关注。近年来，研究者利用聚合物、多糖、蛋白质、介孔材料、脂类等对磁性纳米颗粒进行物理、化学及生物的各种表面修饰，制备出具有多种生物活性功能基团和不同用途的纳

米颗粒，极大地拓宽了磁性纳米颗粒在生命科学领域的应用范围，目前功能化磁性纳米颗粒（functionalized magnetic nanoparticles，FMNPs）广泛用于靶细胞/生物分子分离纯化、细胞标记、药物靶向递送、肿瘤诊疗、MRI造影剂、疾病标志物检测等（图1-1）。

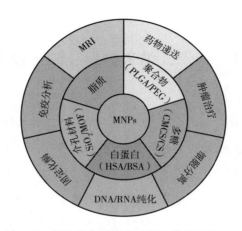

图1-1　磁性纳米颗粒的功能化修饰及其应用

1.2　磁性纳米颗粒的制备方法

磁性纳米颗粒是指粒径小于$1\mu m$的颗粒，包括顺磁性纳米颗粒和超顺磁性纳米颗粒。顺磁性（paramagnetism）是指磁化率随温度的变化服从居里—外斯定律的物质的磁性。超顺磁性（superparamagnetism）是指在较弱磁场中也可以产生较强的磁性，而外磁场消失后，磁性很快消失，不会被永久磁化。磁性纳米材料的粒径一般小于100nm，通常为$10\sim20$nm，当磁性纳米材料直径小于30nm时，具有超顺磁性。

肿瘤细胞生物学领域对磁性纳米颗粒的粒径大小、分散性、晶体结构、磁性能、表面形貌、溶解性及低毒性都有严格要求。在众多的磁性材料中，由于氧化铁（$\gamma\text{-Fe}_2\text{O}_3/\text{Fe}_3\text{O}_4$）有优越的磁响应性、相对低的毒性及生物相容性而成为生物医学用磁性纳米颗粒的首选材料之一。

1.2.1　溶胶—凝胶法

溶胶—凝胶法制备氧化铁粉体的主要工艺流程是在含 Fe^{3+} 的溶液中加入一定量的表面活性剂，如十二烷基苯磺酸钠（SDS）及氢氧化钠（NaOH）等，制成 $Fe(OH)_3$ 溶液，升至相应温度后，过滤并用去离子水洗涤，最后干燥制得 $\alpha\text{-}Fe_2O_3$ 粒子。溶胶—凝胶法具有原料易得、价格低廉、工艺过程简单等优点，并且有利于促进氯碱平衡。采用此法所得的溶胶稳定性及透明性好，色泽红艳，纯度高，能够制备超细、均匀、球形的氧化铁粉体。缺点是所用有机溶剂易燃、有一定毒性、产品成本较高。

1.2.2　沉淀法

沉淀法是在可溶性的铁盐溶液里加入沉淀剂（如 OH^-，$C_2O_4^{2-}$ 等），形成不溶性的氢氧化物、水合氧化物或盐类，并从溶液中析出，将溶剂和溶液中原有的阴离子洗去，经热分解或脱水即可得到所需的氧化铁粉体。

常用的沉淀法有均相沉淀法和氧化沉淀法。①均相沉淀法：是在 $FeCl_3$ 或 $Fe(NO_3)_3$ 溶液中加入某种物质，使之通过溶液中的化学反应缓慢地生成沉淀剂。此种方法需要控制好沉淀剂的生成速度，以避免浓度不均匀的现象。此外，在适当的范围内控制过饱和度，以控制粒子的生长速度，从而获得粒度均匀、纯度高的超细氧化铁粒子。②氧化沉淀法：一般是以空气为氧化剂，在惰性气体保护下，向二价铁盐溶液中加入过量的 NaOH 溶液，快速生成白色 $Fe(OH)_2$ 胶粒。鼓入空气后，$Fe(OH)_2$ 胶粒逐渐凝聚成较大的胶团，并在胶团与溶液界面上形成针形的 $\alpha\text{-}FeOOH$ 晶核，过滤、干燥、煅烧即可得到纳米氧化铁；还有一种方法是先氧化后沉淀，即先将二价铁氧化成三价铁，与碱反应得氢氧化铁胶团，然后过滤、干燥、煅烧即可得到纳米氧化铁。

1.2.3　强迫水解法

利用金属盐溶液强迫水解是制备均匀分散纳米粒子的一种重要手段。

该法多以 $FeCl_3$ 或 $Fe(NO_3)_3$ 为原料，在 HCl 或 HNO_3 存在的条件下，在沸腾、密闭、静态或沸腾、回流、动态环境下进行强迫水解，制备纳米氧化铁超细粒子。在制备过程中，加一些晶体助长剂（如 NaH_2PO_4），可降低水解沉淀和结晶生长速度，使粒子生长完整、均匀。强迫水解法能够制备出不同形貌的氧化铁纳米粒子，但水解浓度较低（一般小于 0.2mol/L），水解在沸腾条件下进行，因此能耗较高。

1.2.4　微乳液法

微乳液法制备纳米颗粒是近年发展起来的新方法。与其他化学制备方法相比，以微乳液作为"纳米反应器"可以获得粒径小、分布窄的纳米颗粒，且可实现原位对纳米粒子的表面改性，具有极其广阔的应用前景。微乳液是两种不相混溶的液体通过表面活性剂分子作为界面膜，形成热力学稳定、各向同性的分散体系。微乳液包括水分散在油中（W/O）和油分散在水中（O/W）两种体系，其中 W/O 体系被广泛用于纳米粒子的制备。分散性好、大小均一的氧化铁 MNPs 可通过形成胶束的铁前体和 W/O 乳液反应得到。微乳液合成的优点是纳米粒子的大小可通过液滴的大小来控制。但是，微乳液合成的 MNPs 只溶于有机溶剂，在医学领域的应用受到限制，通常需要在 MNPs 的表面修饰上亲水分子，使 MNPs 溶于水，能应用于生物、医学领域。

1.2.5　固相研磨法

固相研磨法主要是将铁盐和 NaOH 按一定比例充分混合，研磨后进行煅烧，通过发生固相反应直接制备纳米级微粒，或再次研磨粉碎得到纳米级粉体。邱春喜等利用 $Fe(NO_3)_3 \cdot 9H_2O$ 和 NaOH 在 300℃ 下发生固—固相反应直接制备平均粒径为 20nm 的 $\alpha\text{-}Fe_2O_3$ 纳米粒子。不仅使合成工艺大为简化，还降低合成成本，并减少由中间步骤及高温反应引起的诸如粒子团聚、所需晶化时间长、产物不纯、产率低等不足，这为纳米 $\alpha\text{-}Fe_2O_3$ 的合成提供了一种廉价而简易的新方法。

1.2.6　热分解法

Grimm 等利用火焰法高温分解 $Fe(CO)_5$ 制得平均粒径为 5nm 的纳米氧化铁颗粒。Cheon 等在 180℃ 条件下热分解 $Fe(CO)_5$，得到各种不同形状的氧化铁纳米晶，TEM 表征结果表明混合物中菱形颗粒 40%、球形颗粒 30%、三角形颗粒 30%，纳米晶粒径大小均为 12nm。高分辨透射电镜表征结果表明这些纳米晶为优质单晶 $\gamma-Fe_2O_3$。

1.2.7　其他制备方法

磁性纳米颗粒也可以通过生物途径得到。例如，铁蛋白能够在制备磁性纳米颗粒时提供模板。在 Ar 或 N_2、$60\sim65℃$、$pH=8.5$ 条件下，将 Fe^{2+} 水溶液逐滴加到脱铁蛋白溶液中，然后部分氧化，可得到包含在铁蛋白壳内的、直径为 7.3nm 的 Fe_3O_4 或 $\gamma-Fe_2O_3$ 纳米颗粒；Fe_3O_4 纳米颗粒也可以通过趋磁细菌合成，其中磁性纳米颗粒被包埋在磷脂双层胶囊中，称为"磁原体"，将细胞壁破坏后，可用于磁性分离。

1.3　磁性纳米颗粒的表面功能化修饰

磁性纳米颗粒相互之间由于磁性吸引和范德华力作用产生聚沉现象，为了有效地稳定磁性纳米颗粒，通常需要在其表面引入高密度的保护分子作为稳定剂。磁性氧化铁纳米颗粒的保护层可通过原位反应，即在反应过程中直接引入保护分子，如在合成磁性纳米颗粒的同时生成聚合物；另一种方法是在合成磁性氧化铁纳米颗粒后，加入保护分子，其保护层分子也能与其他分子发生交换反应，得到不同分子功能基团为壳、磁性氧化铁纳米颗粒为核的复合纳米粒子体系，核—壳结构的磁性复合微球既具有磁性、又具有表面活性基团，能进一步和细胞、酶、蛋白质、抗体及核酸等多种生物分子偶联。磁性纳米粒子保护层可以是有机分子、聚合物高分子或无机材料。

1.3.1　有机分子修饰

为了得到分散性好的磁性纳米颗粒，非聚合物的有机分子被用作稳定剂，包括乙醇、有机羧酸（链烷磺酸、链烷膦酸、油酸和月桂酸）、硫醇和硅烷等。油酸和月桂酸是具有相似功能的表面活性剂，以它们为稳定剂的铁磁流体可以稳定分散在十六烷溶剂中。一些表面活性剂如油酸钠、十二烷基胺及羧甲基纤维素钠被用来提高磁性纳米颗粒在水相中的分散性。为了在生物医学上使用磁性氧化铁纳米颗粒，需要磁性纳米颗粒溶于水，通过表面分子的交换可得到亲水功能分子修饰、在水相中具有高度分散性的磁性纳米颗粒。

1.3.2　聚合物高分子修饰

聚合物高分子被广泛用作纳米粒子的稳定剂。一种方法是在聚合物存在下，用沉淀方法合成磁性纳米粒子；另一种方法是在磁性纳米颗粒表面形成聚合物保护层。磁性纳米颗粒通常在沉淀后进行修饰，以获得更好的分散效果。用于修饰磁性纳米颗粒的聚合物分为天然聚合物和合成聚合物两大类。天然聚合物主要包括壳聚糖、葡聚糖、明胶、淀粉、蛋白质等；合成聚合物包括聚乙烯基吡咯烷酮、聚乙二醇、聚乙烯醇、聚丙烯酸、聚丙烯醛、聚丙烯酰胺等。

1.3.3　无机材料修饰

利用无机材料修饰磁性纳米颗粒不仅提高了磁性纳米颗粒在溶液中的稳定性，也有利于该纳米粒子在表面键合多种生物配体。目前研究最多的是利用介孔二氧化硅（SiO_2）对磁性纳米颗粒进行表面修饰，这是由于 SiO_2 具有以下优点：磁性纳米颗粒表面的羟基很容易与商品化的硅烷试剂反应，生成表面包覆 SiO_2 的复合纳米粒子。表面 SiO_2 层有生物相容性，不仅在非水溶液中较为稳定，而且表面存在的硅烷醇基团很容易再与硅烷试剂发生耦合反应，得到表面含有—NH_2、—CHO、—SH 等基团，能与酶、核酸、蛋白质等多种生物分子键合的磁性纳米颗粒。

1.4 功能化磁性纳米颗粒的特性

1.4.1 小尺寸效应

可以根据不同的需要选择不同的纳米颗粒粒径。例如，$7 \sim 12 \mu m$ 粒径的纳米颗粒具有明显的肺部靶向效果；平均直径小于 $1\mu m$ 的磁性白蛋白微球则可以进入组织间隙并被靶细胞（肿瘤细胞）吞噬，从而可以实现在细胞水平供药；在栓塞治疗中，则要求纳米颗粒的粒径稍微大一些。此外，由于磁性载体具有较高的选择性吸附能力，所以其载药量也比较大，一般随着纳米颗粒的粒径减小，其载药量和药物的包埋率也随之提高。

1.4.2 磁响应性能

磁响应性能即功能化磁性纳米颗粒对外加磁场的反应性。功能化磁性纳米颗粒由于其良好的磁响应性能，可使其在外加磁场的作用下进行分离和磁性导向。功能化磁性纳米颗粒中磁核的含量是反映微球磁响应性能的一个重要参数，磁核含量以微球总重量的 $20\% \sim 50\%$ 为最佳。当作为磁核的金属氧化物粒子的直径小于 30nm 时，具有超顺磁性，即在外加磁场中具有强的磁性，没有磁场时磁性很快消失，从而功能化磁性纳米颗粒在磁场中不被永久磁化，因此在机体内既安全又易于控制。

1.4.3 功能基因特性

由于生物医药用磁性纳米颗粒表面包覆有高分子材料，而生物高分子带有多种具有反应活性的功能基团，如—CHO、—OH、—COOH、—NH$_2$、—SH 等，可通过偶联试剂连接具有生物活性的物质，如 DNA 和 RNA、蛋白质、多肽酶类、药物等，同时也可在纳米颗粒表面偶联特异性的靶向分子，如特异性配体、单克隆抗体、导向肽等，通过靶向分子与细胞表面特异性受体结合，安全有效地用作靶向药物、基因治疗、细胞表面标记、同位素标记等。

1.4.4　悬浮稳定性

由于功能化磁性纳米颗粒的粒径较小，所以其比表面积增大，纳米颗粒的表面官能团密度及选择性吸附能力变大，达到吸附平衡的时间大大缩短，粒子的分散稳定性也大大提高。通常生物医学的应用要求磁性纳米颗粒在 pH 值约为 7 的生理环境中具有良好的悬浮稳定性，多采用亲水性的材料，如葡聚糖、壳聚糖、白蛋白、淀粉、聚乙二醇以及它们的衍生物作为稳定剂对其进行包覆，可有效地实现其在水相中的分散稳定性。稳定剂不仅可以在纳米颗粒表面形成永久的包覆层，在发挥静电稳定作用和空间位阻稳定作用中也可对磁性纳米颗粒的稳定性产生积极作用。

1.4.5　生物相容性和生物可降解性

在生物工程尤其是在肿瘤细胞生物学领域的应用中，具有良好的生物相容性和生物可降解性非常重要。功能化磁性纳米颗粒结构中的壳层材料大都使用生物高分子如蛋白质类、多聚糖、脂质类等，具有良好的生物相容性，在人体内安全无毒、可降解，不与人体组织器官产生免疫原性，这些性质在靶向药物中也尤为重要。功能化磁性纳米颗粒中的磁核，可方便地通过人体自然地排出，不会影响人体健康。

1.5　功能化磁性纳米颗粒在肿瘤细胞生物学的应用

功能化磁性纳米颗粒作为一种新型功能材料，由于具有较大的比表面积、磁导向性、生物相容性和生化活性等独有的特点，在肿瘤细胞生物学领域具有广阔的应用前景，引发广大科研工作者极大的研究兴趣。一方面，功能化磁性纳米颗粒具有磁导向性，是一种良好的载体，可以在磁场的作用下准确定位，将磁性纳米颗粒和一些药物结合制得的磁性药物微球可实现定向给药；另一方面，由于磁性纳米颗粒具有很强的磁响应性，当纳米颗粒表面修饰上抗体、寡核苷酸等生物探针，能快速将靶向目标物结合在磁性纳米颗粒表面，在磁场作用下，纳米颗粒和底液能方便地分离，大大缩短了样品的分析时间，这一新颖的分离方法克服了传统分离方法的不足，使分离效率大大提高，同时磁性纳米颗粒应用于生化分析工作中，还能使样品的痕量组分最大限度地被富集，使分离和富集过程同步进行，非常适合样品中痕量组分检测，尤其对于大批量样品的分离检测，磁性纳米颗粒更是表现出优越性，并能实现自动或半自动操作。将磁性纳米颗粒的强分离特性和一些生化检测手段相结合，能够大幅度提高灵敏度，并使检测效率大大提高。目前，功能化磁性纳米颗粒已被应用于在靶细胞分离和纯化、细胞标记及核磁共振造影成像、靶向抗肿瘤药物递送、肿瘤治疗等肿瘤细胞生物学研究领域。

1.5.1 细胞分离和提纯

功能化磁性纳米颗粒分离细胞应用的是亲和作用原理，即将单克隆抗体固定在磁性纳米颗粒表面形成免疫磁珠（immunomagnetic beads，IMBs）或免疫磁性微球（immunomagnetic microspheres，IMMS）。通过其表面的单克隆抗体（monoclonal antibody，mAb）特异地与目标细胞表面的抗原（antigen，Ag）结合，在外磁场的作用下，这些结合了 IMMS 的细胞可发生定向移动，从而达到分离的目的。IMMS 表面结合抗体的多少，直接决定着 IMMS 与细胞的结合能力，IMMS 只有结合足够多的单抗才能更好地与靶物质结合，并减少非特异性吸附，从而提高分离效果。

使用 IMBs 进行分离细胞有两种方式（图 1-2）：一种是直接从细胞混合液中分离出靶细胞，称为阳性分离法；另一种方式是用免疫磁珠去除无关细胞，使靶细胞得以纯化，称为阴性分离法。与传统的细胞分离技术相比，IMBs 分离技术分离细胞具有操作简单、价格低廉、分离细胞种类广、分离速度快、分离纯度高、细胞处理量大、分选方式灵活、细胞活力好、易于获得无菌的细胞制剂、微球可以滤过除菌、可直接流式细胞仪检测等优势，因此已成为被广泛应用的一种分离细胞的方式。

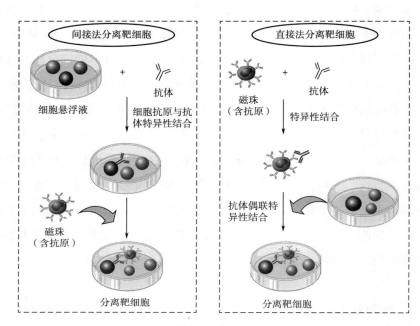

图 1-2　靶细胞分离的两种方式

1.5.2　细胞标记

利用功能化磁性纳米颗粒进行细胞标记在细胞分离、磁共振成像、组织工程、磁热疗等生物医药研究领域越来越引起广大科研工作者的广泛兴趣。更重要的是有效的磁标记提供了一种新的、有前景的细胞基的治疗策略，磁标记可以非侵袭性地追踪并运输各种治疗靶细胞（如 T 细胞和干细胞）至肿瘤部位，并且可进一步追踪这些治疗细胞的增殖与分化，以便于实时了解肿瘤的发展及治疗情况。

目前利用磁性纳米颗粒进行细胞标记主要有两种方法：一种方法是将磁性纳米颗粒直接粘附于细胞表面；另一种方法是借助于受体或转染剂介导的内吞途径将纳米颗粒运送至细胞内。然而由于细胞膜和纳米颗粒（表面均带有负电荷）之间的静电排斥作用导致纳米颗粒不能有效地标记目标细胞。因此，通常借助于转染剂加强磁性纳米颗标记细胞的效率。目前常用的转染剂如脂质体、多聚赖氨酸、鱼精蛋白，以及聚乙烯亚胺等主要是阳离子。

　　除了普通的细胞标记，干细胞和祖细胞在近几年的研究中也常被磁标记以追踪它们在生物体内的分布和迁移情况。各种干细胞包括胚胎干细胞、神经干细胞、间充质干细胞，以及造血和非造血干细胞均被磁性纳米颗粒标记过。然而，关于磁性纳米颗粒标记对干细胞生物学行为的影响却是一个存在争议的问题。有研究报道，磁性纳米颗标记间充质干细胞虽然保留了脂肪细胞和成骨细胞的分化能力，但明显抑制了软骨细胞的分化潜能。另有研究报道磁性纳米颗标记降低了间充质干细胞的体外迁移能力和克隆形成能力。Krejci 等研究报道，虽然磁性纳米颗粒标记不影响胚胎干细胞的细胞活性和自我更新能力，但可导致胚胎干细胞分化期间胚状体空泡现象部分抑制。然而也有报道表明，磁性纳米颗粒标记不会造成对胚胎干细胞心肌分化潜能的任何可观察到的影响。Wang 等报道磁性纳米颗粒标记不影响脂肪干细胞的细胞活性和转分化潜能。

1.5.3　抗肿瘤药物靶向递送及肿瘤治疗

　　功能化磁性纳米颗粒作为抗肿瘤药物的载体，在外加磁场的作用下，将药物载至预定区域，使装载于磁性纳米颗粒上的抗癌药物更易与癌细胞接触，提高杀伤癌细胞的效果。磁性纳米颗粒作为给药载体，具有以下优点：①药物随着载体被吸附到靶区周围，使靶区很快达到所需药物浓度，而在其他部位分布量相应减少，因此可降低给药剂量；②药物绝大部分在局部作用，相对减少了药物对人体正常组织的副作用，特别是降低对肝、脾、肾等造血和排泄系统的损害；③加速产生药效、提高疗效；④具有良好的生物相容性。Pankhurst 等首先在老鼠骨肉瘤部位植入一块永久磁铁，然后通过磁性阿霉素脂质体释放细胞毒素药物治疗肿瘤，结果表明骨肉瘤部位的药物浓度是非磁控区药物浓度的 4 倍，而且药物的抗肿瘤活性也大大提高。

　　功能化磁性纳米颗粒作为药物载体在肿瘤治疗中将成为靶向治疗的主流，但应用于临床还存在诸多尚待解决的问题：①改善载体表面性质，避免磁性药物经血管给药后被 RES 系统吞噬；②提高载体的载药量；③降低生产成本，以期大规模应用于临床。

　　本书结合著者及研究团队近二十年的研究经验及潜心研究成果，着重介绍了功能化磁性纳米颗粒在靶细胞分离和纯化（第二章）、细胞标记及细胞成像（第三章至第五章）、抗肿瘤药物靶向递送及肿瘤治疗（第六章至第十四章）及肿瘤细胞内目标分子检测（第十五章）等肿瘤细胞生物学研究中的应用。

第一篇　功能化磁性纳米颗粒与靶细胞分离纯化

第二章　抗体功能化磁性纳米颗粒
用于细胞分离纯化

免疫磁珠（immunomagnetic beads，IMBs）将磁性纳米材料的优点与免疫学反应高度特异性的优势相结合，其应用渗透到病理、生理、药理、微生物以及分子遗传学等各个研究领域，因其具有超顺磁性、操作简单、生物相容性好、分离纯度高以及能够保留细胞活性等优点，被广泛应用于细胞分离和提纯、细胞标记、免疫检测、靶向释药载体以及生物大分子的纯化等多方面。但由于免疫磁珠的成品价格昂贵，且专利技术大多被国外垄断，因而未能在国内生物医药等研究领域得到广泛应用。本章介绍本实验室利用亲和素—生物素系统的桥联作用，自行研制经济方便、性能好、并且适合研究使用的免疫磁珠方法。

免疫磁珠分离细胞是应用抗原—抗体之间特异性的亲和作用原理，即将特异性单克隆抗体包被在磁微珠表面制备成免疫磁珠，然后通过表面特异性单克隆抗体与靶细胞表面抗原相结合，在外加磁场的作用下，磁珠的特异性单抗与靶细胞的抗原相连而使得靶细胞被吸附而滞留在磁场中，而无该表面抗原的细胞不能与免疫磁珠结合，因而不能留在磁场中，从而实现了靶细胞的分离，达到分离纯化靶细胞的目的。利用免疫磁珠技术可以在较短时间内从复杂的细胞混合物中分离出高纯度细胞，其分离效果已经得到免疫荧光、聚合酶链式反应（PCR）及流式细胞术等技术的证实。

生物素（biotin）是生物体内广泛分布的一种羧化酶，分子中有两个环状结构，其中 I 环即咪唑酮环是与亲和素结合的主要部位；II 环即噻吩环上有一戊酸侧链，其末端羧基是结合抗体和其他生物大分子的唯一结构。生物素分子一端的羧基很容易与抗体、酶、蛋白质等连接，这种连接不影响生物素与亲和素的结合，且生物素化后并不影响这类物质的活性。

亲和素（avidin）是从卵白蛋白中提取的一种碱性糖蛋白，由 4 个相同的亚单位构成四聚体，每个亲和素亚单位通过色氨酸残基与生物素中的咪唑酮环结合。因此，一个亲和素分子具有四个生物素分子结合位点，并与生物素或其衍生物形成稳定的复合物。生物素与亲和素之间的结合亲合力高、特异性强。生物素—亲和素一旦结合就能够形成很强的非共价键，比抗原与抗体的亲和力至少高 1 万倍，两者结合具有高度的特异性和稳定性。由于一个亲和素分子可与 4 个生物素分子稳定结合，一个抗体分子可偶联数十个生物素或亲和素分子，从而组成一个生物放大系统。由于生物素与亲和素之间具有强大的亲和力，且二者在结合反应时具有的多级放大作用及桥联作用等优越性，本研究我们利用亲和素—生物素之间的桥联作用将 HSA/γ-Fe$_2$O$_3$ 微珠与捕获抗体偶联制得免疫磁珠。

本章节利用改进的高温乳化法制备出超顺磁性 HSA/γ-Fe$_2$O$_3$ 蛋白微珠，并利用亲和素进行表面修饰；将捕获抗体即 Anti-CD133 单克隆抗体（Anti-CD133 mAb）生物素化；利用亲和素修饰的 HSA/γ-Fe$_2$O$_3$ 蛋白微珠为载体材料，借助于生物素—亲和素之间的桥联作用，将磁蛋白微珠与特异性捕获抗体偶联，制得抗体功能化的免疫磁珠，用于分离纯化含捕获抗原的肿瘤干细胞（即 CD133$^+$细胞）（图 2-1）。我们首先利用异源双功能交联剂 sulfo-SMCC 和 SATA 进行蛋白磁微球的亲和素修饰。亲和素的伯胺基团与 SATA 反应引入保护性巯基（图 2-1a），然后与羟胺反应脱保护形成巯基修饰的亲和素（图 2-1b）；巯基修饰的亲和素与马来酰亚胺活化的 HSA/γ-Fe$_2$O$_3$ 蛋白微珠反应形成亲和素与 HSA/γ-Fe$_2$O$_3$ 微珠偶合物（图 2-1c）；HSA/γ-Fe$_2$O$_3$ 蛋白微珠通过异源双功能交联剂 sulfo-SMCC 形成马来酰亚胺活化基团修饰的 HSA/γ-Fe$_2$O$_3$ 蛋白微珠（图 2-1d）；亲和素修饰的 HSA/γ-Fe$_2$O$_3$ 蛋白微珠借助亲和素—生物素之间的桥联作用与生物素化的捕获抗体结合即完成了 IMBs 的制备（图 2-1e）。

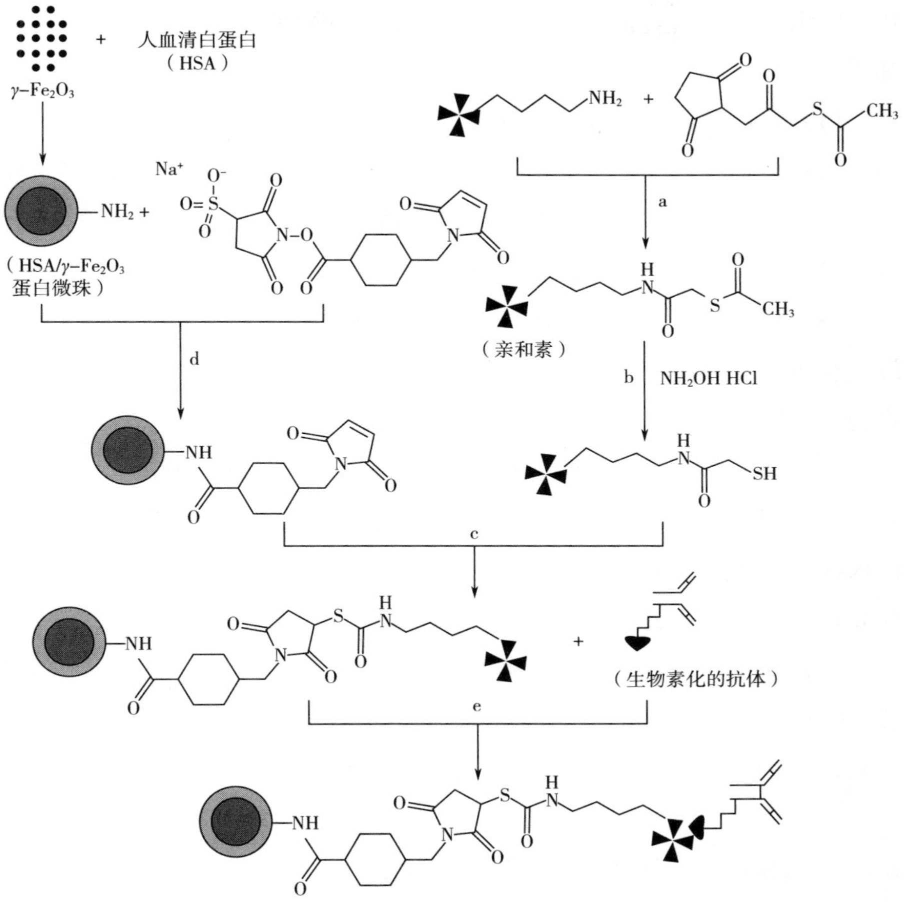

图 2-1 借助生物素-亲和素桥联作用 Anti-CD133

捕获抗体偶联 HSA/γ-Fe$_2$O$_3$ 微珠示意图

2.1 抗体功能化 IMBs 的制备

2.1.1 γ-Fe$_2$O$_3$ 超顺磁性纳米颗粒制备

利用部分还原 FeCl$_3$ 水溶液法共沉淀法制备出合成 γ-Fe$_2$O$_3$ 的前驱材料 Fe$_3$O$_4$ 纳米颗粒，脱氧水洗涤 Fe$_3$O$_4$ 纳米颗粒至中性；然后用稀

HCl 酸化、空气氧化法制备 $\gamma\text{-}Fe_2O_3$ 磁性纳米颗粒，具体的实验步骤如下：

（1）移液管吸取 10.33mL 双蒸水于 250mL 洗净的三角烧瓶中，然后加入 3mL 2mol/L 的 $FeCl_3$ 溶液（溶剂为 2mol/L 的 HCl），将三角烧瓶固定于磁力架上，并以适当的速度开始磁力搅拌。

（2）用注射器匀速滴加 2mL 1mol/L 的 Na_2SO_3，并在 1min 内滴加完。

（3）反应 3~5min 后，颜色由红棕色还原为黄色时，开始用恒压漏斗缓慢滴加 80mL 浓度为 0.85mol/L 的 $NH_3 \cdot H_2O$，并剧烈搅拌。此时，可观察到有黑色沉淀生成。

（4）滴加完氨水后，继续磁力搅拌 40min，以保证反应完全。

（5）用脱氧水洗涤沉淀至 pH 小于 7.5，即制得 Fe_3O_4 纳米颗粒，用蒸馏水将前体材料 Fe_3O_4 纳米颗粒稀释至 3mg/mL，然后用 0.1mol/L 的 HCl 调 pH 至 3.0，并保持此浓度 5min。

（6）5min 内使其温度上升到 90℃，继续升温至 100℃，空气中机械搅拌 90min，溶液颜色由黑色变为赤褐色后，用蒸馏水洗涤 3~4 次，抽滤后，45℃真空干燥 8h 后，仔细研磨即得 $\gamma\text{-}Fe_2O_3$ 粉末。

2.1.2 人血清白蛋白超顺磁性微球的制备

以 2.1.1 制备的超顺磁性 $\gamma\text{-}Fe_2O_3$ 纳米颗粒为前体材料，采用改进的高温乳化法制备人血清白蛋白超顺磁性微球（$HSA/\gamma\text{-}Fe_2O_3$）。具体实验方法如下：

（1）准确称量 60mg 的 $\gamma\text{-}Fe_2O_3$ 纳米颗粒于 50mL 烧杯中，加入 0.8mL 蒸馏水，超声 5min 以使其分散均匀。

（2）将 200mg HSA 加入 $\gamma\text{-}Fe_2O_3$ 溶液中，然后加 24mL 棉籽油（含 160μL 失水山梨醇倍半油酸酯）。

（3）混合液机械搅拌 3min，然后置于 4℃冰水浴中，间隔 5min 超声乳化，并用玻璃棒不断搅拌，制得混合乳状液。

（4）10min 内把该乳状液逐滴加入 140℃的 20mL 热棉籽油中，同时机械搅拌（280r/min）。滴加完后溶液140℃保持20min，并继续机械搅拌。

（5）反应结束后，冰水浴冷却至25℃，然后加入二乙醚萃取，离心（2500r/min，10min，13℃），弃去上清液，重复3~4次。

（6）产物置于阴暗干燥处数小时挥发去除乙醚，即得HSA包覆的γ-Fe$_2$O$_3$超顺磁性蛋白微球，4℃冰箱保存备用。

2.1.3　HSA/γ-Fe$_2$O$_3$的亲和素修饰

利用异源双功能交联剂Sulfo-SMCC/SATA对HSA/γ-Fe$_2$O$_3$表面亲和素修饰，具体方法如下：

（1）亲和素的氨基首先与交联剂SATA的NHS酯反应，形成乙酰硫代乙酰修饰的亲和素，然后盐酸羟胺脱保护，形成自由的巯基。180μL亲和素溶液（0.01mol/L PBS，pH 7.4，10mg/mL）与4.5μL SATA（DMSO，13mg/mL）溶液混合，室温条件下，低速旋转搅拌60min（250r/min）。

（2）转入微型透析管中透析6h（0.01mol/L，pH 7.4 PBS），以去除未反应的SATA，中间更换两次缓冲液；产物转入反应管中，加入18μL pH 7.2的新制备的脱保护液（0.5mol/L羟胺，25mmol/L的EDTA溶于0.1mol/L，pH 7.4 PBS，NaOH调pH至7.2，室温条件下，低速搅拌2h（250r/min）。

转入微型透析管中透析2h，以去除羟胺和副产物。HSA/γ-Fe$_2$O$_3$蛋白微球的氨基与异源双功能交联剂sulfo-SMCC的NHS酯反应，形成马来酰亚胺活化的蛋白微球。0.594mg的sulfo-SMCC加入HSA磁性白蛋白微球溶液（0.01mol/L PBS，pH7.4，10mg/mL），室温（25℃）、低速搅拌60min（250r/min）；反应产物转入微型透析管中透析（透析液为含5mmol/L EDTA的PBS），以去除过量未反应的sulfo-SMCC，中间更换2次缓冲液。

（3）马来酰亚胺活化的蛋白微球与SATA修饰的avidin混合（HSA：avidin＝2.5：1），室温条件下低速搅拌4h（300r/min）；混合液离心（2500r/min，25℃，10min），上清液保存用于BCA蛋白实验测定avidin的结合量；下层包被有亲和素的HSA白蛋白磁性微球PBS洗涤4次，然后悬浮于 500μL PBS（0.1% BSA，PBS）溶液中，4℃保存。

（4）亲和素的氨基首先与交联剂 SATA 的 NHS 酯反应，形成乙酰硫代乙酰修饰的亲和素，然后盐酸羟胺脱保护，形成自由的巯基。180μL 亲和素溶液（0.01mol/L PBS，pH 7.4，10mg/mL）与 4.5μL SATA（DMSO，13mg/mL）溶液混合，室温条件下，低速旋转搅拌 60min（250r/min）；然后转入微型透析管中透析 6h（0.01mol/L，pH 7.4 PBS），以去除未反应的 SATA，中间更换两次缓冲液；产物转入反应管中，加入 18μL pH 7.2 的新制备的脱保护液（0.5mol/L 羟胺，25mmol/L 的 EDTA 溶于 0.1mol/L，pH 7.4 PBS，NaOH 调 pH 至 7.2，室温条件下，低速搅拌 2h（250r/min）；转入微型透析管中透析 2h，以去除羟胺和副产物。

（5）HSA/γ-Fe$_2$O$_3$ 蛋白微球的氨基与异源双功能交联剂 sulfo-SMCC 的 NHS 酯反应，形成马来酰亚胺活化的蛋白微球。0.594mg 的 sulfo-SMCC 加入 HSA 磁性白蛋白微球溶液（0.01mol/L PBS，pH7.4，10mg/mL），RT、低速搅拌 60min（250r/min）；反应产物转入微型透析管中透析（透析液为含 5mmol/L EDTA 的 PBS），以去除过量未反应的 sulfo-SMCC，中间更换 2 次缓冲液。

（6）马来酰亚胺活化的蛋白微球与 SATA 修饰的 avidin 混合（HSA：avidin＝2.5：1），室温条件下低速搅拌 4h（300r/min）；混合液离心（2500r/min），上清液保存用于 BCA 蛋白实验测定 avidin 的结合量；下层包被有亲和素的 HSA 白蛋白磁性微球 PBS 洗涤 4 次，然后悬浮于 500μL PBS（0.1 BSA%，PBS）溶液中，4℃保存。

利用 BCA 蛋白检测试剂盒（pierce）测定 HSA/γ-Fe$_2$O$_3$/avidin 上清液中的蛋白质浓度，然后利用式（2-1）计算得出 γ-Fe$_2$O$_3$/HSA 的亲和素结合量。

$$P = （W_a － C_i V_i）/W \qquad (2-1)$$

式中：P 为蛋白磁微球结合的 avidin 的量（mg/g）；W_a 为 avidin 初始反应量（mg）；C_i 为上清液中 avidin 浓度（mg/mL）；V_i 为上清液体积（mL）；W 为蛋白磁微球质量（mg）。

根据 BCA 蛋白法检测亲和素结合量的标准曲线，利用差减法计算得 avidin 与 HSA/γ-Fe$_2$O$_3$ 蛋白微球的结合量为 67mg/g。

2.1.4　Anti-CD133 mAb 的生物素化

利用 EZ-Link-Sulfo-NHS-LC-Biotinylation Kit 将捕获抗体 Anti-CD133 mAb 进行生物素化。具体实验程序如下：

（1）首先利用 PBS（pH 7.4）缓冲液将 Anti-CD133 mAb 原液稀释至合适浓度。

（2）取稀释的 100μL Anti-CD133 mAb 溶液于 0.5mL 离心管中；加入 1.45μL 的 10mmol/L 生物素溶液；混匀后室温条件下振荡孵育 1h。

（3）将生物素—抗体溶液转移至微型透析管中（MWCO 3，500），4℃透析 3h，以去除过量的生物素，透析液为 PBS（pH 7.4）缓冲液，利用 HABA 法检测 Anti-CD133 抗体生物素的结合量。

（4）生物素化 Anti-CD133 mAb 保存于含 0.1% BSA 的 PBS 液，并存放于 4℃保存。

2.1.5　Anti-CD133 抗体功能化 IMBs 的制备

本实验应用生物素—亲和素之间高度亲和力，通过二者之间的桥联作用将生物素化 Anti-CD133 mAb 与亲和素修饰蛋白微珠连接制得免疫磁珠（IMBs），具体实验方法为：

（1）根据 HABA 检测生物素的结合量，取 150μL 亲和素修饰的蛋白微珠（10mg/mL）于 1.5mL 的离心管中，用 PBSB（含 0.1% BSA 的 PBS）缓冲液磁分离洗涤亲和素修饰的蛋白微球。

（2）加入 1000μL 生物素化 Anti-CD133 mAb（0.1mg/mL），37℃振荡孵育 1h，磁分离弃去上清液；PBS（pH 7.4）缓冲液洗涤 3 次以除去未结合的抗体。

（3）PBSB（含 0.3% BSA 的 PBS）缓冲液封闭 2h，以减少或消除非特异性结合。

（4）封闭后用 PBS（pH 7.4）缓冲液磁分离洗涤 3 次，以去除过量的

BSA，制得的 IMBs 重悬于 PBS（pH 7.4）缓冲液，4℃保存备用。

研究利用部分还原共沉淀法以及 HCl 酸化、空气氧化法制得 γ-Fe$_2$O$_3$ 纳米颗粒；再采用改进的高温乳化法将人血清白蛋白（HSA）包被于超顺磁性 γ-Fe$_2$O$_3$ 纳米颗粒表面制得 HSA/γ-Fe$_2$O$_3$ 蛋白微珠。制备的 γ-Fe$_2$O$_3$ 纳米颗粒通过透射电子显微镜（TEM）图可以看出 γ-Fe$_2$O$_3$ 纳米颗粒呈球形，有少量纳米棒，颗粒直径在 10～20nm 之间（图 2-2A）。制得的 HSA/γ-Fe$_2$O$_3$ 蛋白微珠（图 2-2B）表面光滑圆整，分散性良好，平均直径为 8μm。

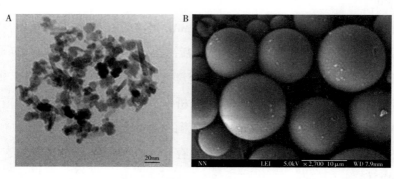

图 2-2　制备的磁性纳米颗粒、磁蛋白微珠的形貌

A　γ-Fe$_2$O$_3$ 纳米颗粒的 TEM 图；B　HSA/γ-Fe$_2$O$_3$ 微珠 SEM 图。

2.2　Anti-CD133 mAb 偶联 IMBs 的免疫活性分析

我们用间接荧光免疫分析的方法检测了所制备的免疫磁珠，即 Anti-CD133 抗体偶联磁蛋白微珠的活性，具体方法如下：

（1）取 10μL Anti-CD133 mAb 结合的磁微珠（10mg/mL）于已包被 1% BSA 的 0.2mL 离心管中，磁分离去除上清液。

（2）加入适当比例稀释的 RBITC 标记的羊抗鼠抗体（IgG-RBITC，1∶50）作为二抗，37℃振荡孵育 30min。

（3）PBST［含 0.05%（V/V）吐温-20］缓冲液磁分离洗涤；免疫分

析后的磁微珠重悬于 PBS 缓冲液；荧光显微镜观察、照相。

实验中设置连接抗体的磁蛋白微珠为对照。

研究结果表明：连接有生物素化的捕获抗体的磁蛋白微珠，与荧光二抗的特异性结合反应，因而有强烈的荧光（图 2-3A），而未连接抗体的磁蛋白微珠无荧光（图 2-3B）；因此，制备偶联捕获抗体的 IMBs 具有良好的免疫活性，能够用于分离含 CD133⁺ 的靶细胞。

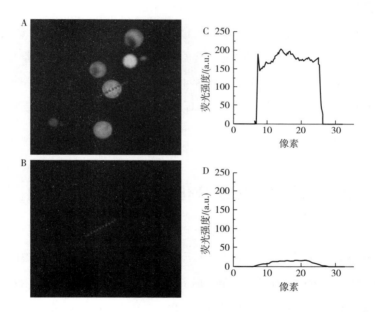

图 2-3 Anti-CD133 mAb 偶联的磁蛋白微珠活性评价

A Anti-CD133 mAb 功能化的磁蛋白微珠与 FITC 标记的二抗反应荧光图；B 未功能化的磁蛋白微珠 FITC 标记的二抗反应荧光图；C 和 D 是分别对应于（A 和 B）利用 IPP 软件定量分析各自荧光强度。

2.3 神经胶质瘤 U251 细胞培养和肿瘤干细胞富集

神经胶质瘤 U251 细胞在 5% CO_2 和 37℃ 环境下使用含 10% 新生牛血

清、100U/mL 青霉素以及 100μg/mL 链霉素的 RPMI-1640 细胞培养液进行常规培养。当细胞生长达 90%汇合度时，按 1∶3 比例进行常规传代，以保证细胞处于对数生长期。

利用无血清悬浮培养联合细胞周期特异性化疗药物长春新碱（vincristine，VCR）富集人源性多形性胶质母细胞瘤 U251 细胞系中的肿瘤干细胞。细胞临用前，采用 0.25%胰蛋白酶消化细胞，1000r/min 离心 5min 收集细胞并用添加生长因子（rhEGF、bFGF、B27、LIF）的含 VCR（8ng/mL）无血清 DMEM/F12 培养基重新悬浮，计数，待用。将细胞至合适的密度，接种至 24 孔板，$2×10^4$ 细胞/孔，培养 24h 后，弃去 1/3 的培养基，重新加入等量的新鲜无血清培养基，接种 48h 后重复相同的操作；接种 72h 后，弃去所有的培养基，重新加入 600μL 新鲜无血清培养基培养至胶质瘤球形成。

2.4　胶质瘤球及分化细胞表面超微结构

收获富集分离的胶质瘤球，接种至多聚赖氨酸（PLL）包被的盖玻片上，加入 10% FBS 的 RPMI-1640 培养基，分别培养 4h、24h、96h 和 7d 后，用 2.5%的戊二醛 4℃过夜固定，PBS（pH 7.4）缓冲液洗涤 4 次，每次 10min；接着 1%的锇酸处理 20min，洗涤后用乙醇梯度脱水；乙酸异戊酯置换；最后用 CO_2 临界点干燥仪干燥，喷金后利用扫描电子显微镜（SEM）观察肿瘤球及其分化细胞的表面形貌。

图 2-4A 是从 U251 细胞中富集分离的胶质瘤球及其分化细胞在光学显微镜下的图，富集的胶质瘤球接种在 10%FBS 的 RPMI-1640 培养液中 7d 时能分化成单层贴壁细胞。图 2-4B 是胶质瘤球及其分化在扫描电子显微镜下的超微结构图，从图中可以看出胶质瘤球由单个表面较为平滑的小球构成，分化 7 天后，形成具有突起的单层贴壁细胞。

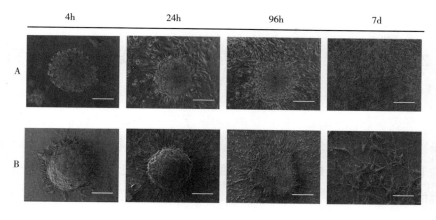

图 2-4 胶质瘤球及其分化细胞

A 胶质瘤球接种在含血清的培养基中 7d 分化过程；B 胶质瘤球及其分化细胞的扫描电子显微镜图。标尺 = 100μm。

2.5 肿瘤干细胞的纯化分离

利用制备的抗体功能化的免疫磁珠（即生物素化 Anti-CD133 mAb 偶联的磁蛋白微珠），对初步富集的胶质瘤球进一步纯化，具体实验方法为：

（1）首先将富集得到的原代胶质瘤细胞球离散成单细胞悬液，悬浮于 PB 缓冲液（PBS 缓冲液包含 0.5% BSA 和 2mmol/L EDTA）中。

（2）然后与 Anti-CD133 mAb 偶联的蛋白微珠共孵育 30min，并低速震荡，以保证磁珠完全结合靶细胞（CD133$^+$细胞），CD133$^+$细胞被 Anti-CD133 抗体偶联的磁微珠选择性捕获。

（3）磁珠标记之后的细胞悬液，振荡混匀后，置于自制的磁分离架上进行细胞的磁分离。

（4）在磁力作用下，结合靶细胞（CD133$^+$细胞）的磁珠被吸附于管壁，而其他细胞则被留在溶液中，将该溶液吸出后，移开磁场，重新将靶细胞悬浮，从而实现了靶细胞即 CD133$^+$细胞的分离纯化。

2.6 CD133$^+$细胞形成胶质瘤球的免疫细胞化学检测

免疫细胞化学染色目的是检测 IMBs 分离的 CD133$^+$细胞是否影响肿瘤干细胞标志物的表达及其分离纯度。首先将 IMBs（Anti-CD133 抗体连接的 HSA/γ-Fe$_2$O$_3$ 微珠）纯化的 CD133$^+$细胞形成的胶质瘤球接种于 PLL 包被的 24 孔板，10% FBS 的 RPMI-1640 培养 3h 后，进行免疫细胞化学染色：

（1）PBS（pH 7.4）缓冲液洗涤 3 次，4%多聚甲醛室温固定 30min，PBS（pH 7.4）缓冲液洗涤 3 次。

（2）用 0.1% Triton X-100 的 PBS 液室温孵育 30min 以透化细胞（CD133 标志物的检测省略此步骤），PBS（pH 7.4）缓冲液洗涤 3 次。

（3）以含 5%小牛血清的 PBS 液，室温孵育 30min 以封闭非特异性结合位点；PBS（pH 7.4）缓冲液洗涤 3 次。

（4）加入适当比例稀释的一抗（Anti-CD133，1：100；nestin，1：200；MAP2，1：50；GFAP，1：100；MBP，1：100），置于 4℃冰箱过夜，孵育 12h；PBS（pH 7.4）缓冲液洗涤 3 次。

（5）加入适当比例稀释的荧光二抗，湿盒 37℃ 避光孵育 1h；PBS（pH 7.4）缓冲液洗涤 3 次。

（6）细胞核用 Hoechst 33258（0.05μg/mL）染料复染 10min；PBS（pH 7.4）缓冲液洗涤 3 次，荧光显微镜观察、照相。

免疫细胞化学染色结果表明，利用 Anti-CD133 mAb 连接的磁蛋白微球纯化 CD133$^+$细胞形成胶质瘤球，强表达肿瘤干细胞的两种标志物 CD133 和 nestin，而分离细胞对星形细胞标志物 GFAP、神经元标志物 MAP2、少突胶质细胞标志物 MBP 基本不显示荧光，表明分离细胞不具有星形细胞、神经元、少突胶质细胞的特征性标志物（图 2-5 和图 2-6），证实：Anti-CD133 抗体连接的 HSA/γ-Fe$_2$O$_3$ 微珠可以有效分离纯化

CD133$^+$的肿瘤干细胞。

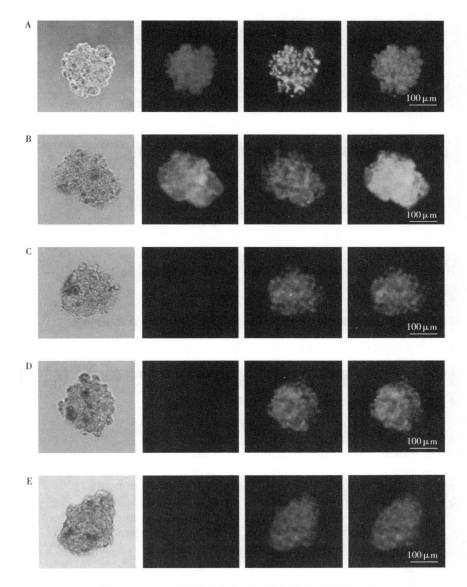

图 2-5　CD133$^+$细胞形成胶质瘤球免疫细胞化学染色

从左至右依次是：光学相差图、荧光图、H33258 图以及复合图。A　肿瘤干细胞标志物 CD133；B　肿瘤干细胞标志物 nestin；C　星形细胞标志物 GFAP；D　神经元标志物 MAP2；E　少突胶质细胞标志物 MBP。H33258 复染细胞核。

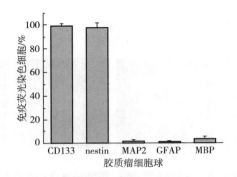

图 2-6　分离的胶质瘤细胞球的肿瘤细胞标志物免疫荧光染色

2.7　纯化 CD133$^+$ 细胞形成胶质瘤球的活性检测

IMBs 即特异性 Anti-CD133 mAb 连接的磁蛋白微珠，从富集肿瘤细胞球的单细胞悬浮液中，通过靶细胞（即 CD133$^+$ 细胞）表面抗原与偶联于 IMBs 表面的捕获抗体（Anti-CD133 mAb）的特异性结合，实现 CD133$^+$ 细胞的分离。研究利用 FDA/PI 双染的方法分析了 IMBs 纯化的 CD133$^+$ 细胞及其形成的胶质瘤球的活性，具体方法为：

（1）将利用 IMBs 偶联的 CD133$^+$ 细胞及其形成的胶质瘤球悬浮于 10% FBS 的 RPMI-1640 培养基中。

（2）分别加入终浓度为 1μg/mL 的 FDA 溶液和终浓度为 20μg/mL 的 PI 溶液，室温条件下孵育 10min。

（3）荧光显微镜下观察 CD133$^+$ 细胞及其形成的胶质瘤球的活性，活细胞被 FDA 染色（绿色荧光），死细胞则被 PI 染色（红色荧光）。

纯化的 CD133$^+$ 细胞接种于添加 EGF、FGF 等生长因子的无血清培养基中，能够增殖形成新的肿瘤细胞球（图 2-7A），而将胶质瘤细胞球接种于含 10% FBS 的 RPMI-1640 的培养基中能够分化形成单层细胞（图 2-7C）；利用 FDA/PI 荧光双染方法分析：IMBs 纯化 CD133$^+$ 细胞形成胶质瘤球及其分化的单层细胞均显示了良好的活性（图 2-7B 和 D）。以上这些结果表明，所制备的 IMBs 能够特异性地识别 CD133$^+$ 细胞，且经 IMBs 分离纯化的 CD133$^+$ 细胞并不影响其增殖、多向分化的能力以及细胞活性。

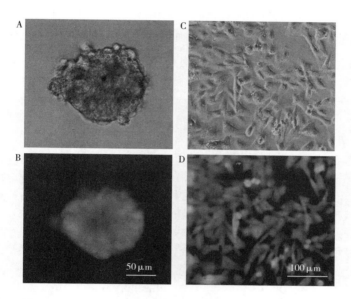

图 2-7　FDA/PI 荧光双染分析 IMBs 捕获 CD133$^+$ 细胞活性及形成胶质瘤细胞球的活性

A　IMBs 捕获 CD133$^+$ 细胞形成的胶质瘤球；B　对应的细胞球活性；C　捕获 CD133$^+$ 细胞形成胶质瘤球的分化细胞；D　对应分化细胞活性。

2.8　纯化 CD133$^+$ 细胞形成胶质瘤球多向分化潜能

脑肿瘤干细胞在含血清培养基诱导下能够分化为星形胶质细胞、神经元、少突胶质细胞。将免疫磁珠纯化的 CD133$^+$ 细胞形成的胶质瘤球接种于 PLL 包被的 24 孔板，10% FBS 的 RPMI-1640 培养基培养 7d 后，再检测分化细胞标志物 GFAP、MAP2、MBP 以及肿瘤干细胞标志物 CD133 和 nestin 的表达情况，以分析纯化 CD133$^+$ 细胞形成胶质瘤球是否仍具有多向分化能力。

免疫染色结果显示：经含 10%血清培养的肿瘤干细胞 7d 后，分化细胞中星形细胞标志物 GFAP、神经元标志物 MAP2、神经元标志物 Tau 和少突胶质细胞标志物 MBP 均呈阳性表达，各标志物的阳性率分别为 11.83%、72.31%、78.47%和 28.24%；仅有个别细胞表达 CD133 和 nestin（图 2-8 和图 2-9）。以上结果表明：经过含血清的培养基培养后，纯化的肿瘤干细胞具有分化为神经元、星形胶质细胞和少突胶质细胞的能力。

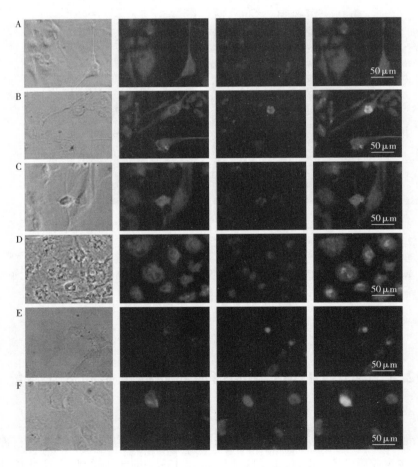

图 2-8　胶质瘤球分化细胞免疫荧光染色

说明：从左至右依次是：光学相差图、荧光图、H33258 图以及复合图。

A　神经元标志物 MAP2；B　神经元标志物 Tau；C　星形细胞标志物 GFAP；D　少突胶质细胞标志物 MBP；E　肿瘤干细胞标志物 nestin；F　肿瘤干细胞标志物 CD133。

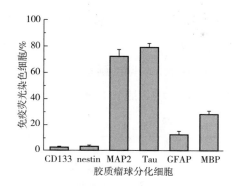

图 2-9 纯化的肿瘤干细胞分化细胞表型分析

2.9 CD133⁺细胞的细胞周期

将纯化的 CD133⁺细胞分别接种于添加生长因子的 SFM 培养 24h、48h 和 72h 后利用流式细胞仪检测其细胞周期分布，实验方法为：

（1）收获细胞，并将其离散成单细胞悬液，PBS（pH 7.4）缓冲液洗涤三次。

（2）计数后，取 1×10^6 个细胞的单细胞悬液重悬于 500μL PBS（pH 7.4）缓冲液中。

（3）缓慢加入 2mL 预冷的 70%乙醇至上述细胞悬液中，混匀后 4℃过夜固定。

（4）将细胞悬液离心弃去固定液，重悬于 2mL PBS（pH 7.4）缓冲液中，200 目的筛网过滤 1 次，1000r/min 离心 5min，弃去 PBS（pH 7.4）缓冲液。

（5）加入 1mL PI 染液（浓度 50μg/mL），4℃避光孵育 1h；流式细胞仪检测细胞周期分布。

利用 50μg/mL 碘化丙啶对纯化后培养不同时间的肿瘤干细胞进行了染色，通过流式细胞仪进行细胞周期的检测分析。检测结果显示纯化后的肿瘤干细胞在培养 24h、48h 以及 72h 后其 G1 期细胞分别为 70.26%、66.57%、53.84%；S 期细胞分别为 15.87%、21.68% 和 26.59%（图 2-10），比较这些结果我们发现随着培养时间的延长，G1 期细胞不断降低、而 S 期细胞逐步升高，这表明纯化后的细胞具有旺盛的增殖能力。

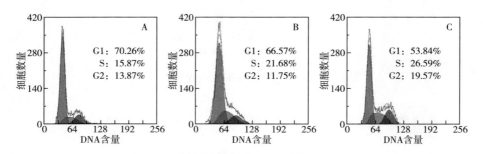

图 2-10　纯化肿瘤干细胞的细胞周期分布

A～C　肿瘤干细胞分别培养 24h、48h 和 72h。

本章小结

（1）利用亲和素—生物素之间的桥联作用将 HSA/γ-Fe$_2$O$_3$ 微珠与捕获抗体偶联制得免疫磁珠，且该免疫磁珠具有较高的免疫活性。

（2）成功利用制备的免疫磁珠实现 CD133$^+$ 细胞的分离纯化。

（3）分离纯化的 CD133$^+$ 细胞，有较强的增殖能力，能增殖形成典型的胶质瘤球，形成的胶质瘤球具有多向分化潜能。

第二篇　功能化磁性纳米颗粒在肿瘤细胞标记和成像中的应用

第三章　多聚赖氨酸修饰磁性纳米颗粒 标记肿瘤干细胞

　　利用磁性纳米颗粒（主要是 γ-Fe_2O_3 或 Fe_3O_4 超顺磁性纳米颗粒）进行细胞标记，在生物医药研究领域有着广泛的用途。本章节利用阳离子转染剂多聚赖氨酸（poly-L-lysine，PLL）修饰的 γ-Fe_2O_3 纳米颗粒，标记来源于胶质母细胞瘤 U251 细胞系的肿瘤干细胞（cancer stem cells，CSCs）并深入探索磁标记对其生物学特性的潜在影响。带有阳性电荷的 PLL 包被在带有负电荷的磁性纳米颗粒表面，加强了细胞与纳米颗粒之间的结合，从而可以促进细胞对纳米颗粒的吸收。

　　研究首先利用部分还原共沉淀法制备出超顺磁性 γ-Fe_2O_3 纳米颗粒，并在其表面修饰阳离子转染剂 PLL 以加强细胞对纳米颗粒的吸收；然后，利用 PLL 修饰的 γ-Fe_2O_3 纳米颗粒标记来源于人源性多形性胶质母细胞瘤 U251 细胞系中的 CSCs；对标记细胞的细胞增殖能力、多向分化潜能、细胞周期分布与细胞凋亡等生物学特性进行分析，以确定磁标记对细胞的影响（图 3-1）。该方法有助于利用 MRI 技术追踪肿瘤干细胞的行为，动态监测肿瘤干细胞在体内的存活、迁移以及恶性转变过程，进一步有助于胶质瘤及其他恶性肿瘤的细胞靶向治疗。

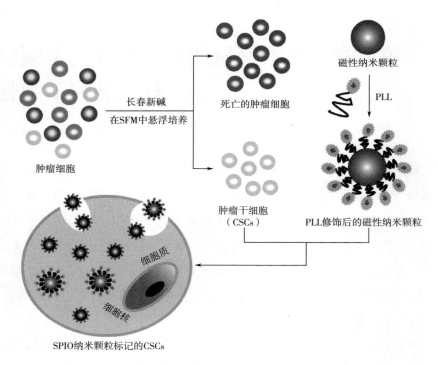

图 3-1　肿瘤干细胞分离及 PLL 修饰 SPIO 标记细胞示意图

[本章研究内容源自著者前期发表论文：Biomaterials 2012；33（14）：3719-3732.]

3.1　PLL/γ-Fe$_2$O$_3$ 的制备与表征

3.1.1　PLL/γ-Fe$_2$O$_3$ 的制备

利用部分还原共沉淀法制备超顺磁性 γ-Fe$_2$O$_3$ 纳米颗粒（详见第二章

2.1.1），PLL 修饰 γ-Fe$_2$O$_3$ 纳米颗粒的具体实验方法如下：

（1）1.8mL γ-Fe$_2$O$_3$ 纳米颗粒（2mg/mL）加入 1.8mL 的无血清

RP-MI-1640 培养基，混匀后加入 0.4mL PLL（0.45mg/mL）。

（2）室温条件下振荡孵育 2h。

（3）PLL 修饰的 γ-Fe$_2$O$_3$ 纳米颗粒贮存于 4℃冰箱保存备用。

3.1.2　PLL/γ-Fe₂O₃ 纳米颗粒的表征

首先表征了 γ-Fe₂O₃ 纳米颗粒的形貌、结构和磁性能。透射电子显微镜（TEM）表明所制备的 γ-Fe₂O₃ 纳米颗粒大部分呈球形，并有少量的纳米颗粒呈纳米棒状，单 γ-Fe₂O₃ 纳米颗粒的直径在 10~15nm 之间（图 3-2A）；由电子衍射图（electron diffraction，ED）图判断出 γ-Fe₂O₃ 纳米颗粒呈尖晶石结构（图 3-2B）；利用 X-射线衍射仪（XRD）分析纳米颗粒的晶体结构：图 3-2C 所示 γ-Fe₂O₃ 各衍射峰的峰位与标准峰完全一致，并且无 α-Fe₂O₃ 晶相衍射峰存在；各衍射峰峰形尖锐，表明样品的结晶度完好，粒径分布狭窄。上述结果表明：γ-Fe₂O₃ 纳米颗粒成功合成。振动样品磁强计（VSM）表征 γ-Fe₂O₃ 纳米颗粒的磁性能，结果如图 3-2D 所示：磁滞回线呈对称的磁滞环，表明制备的 γ-Fe₂O₃ 纳米颗粒具有超顺磁性。制备的 γ-Fe₂O₃ 纳米颗粒的饱和磁化强度为 38emu/g，矫顽力较小（$Hc = 12.1$ Oe）。

PLL 修饰 γ-Fe₂O₃ 纳米颗粒的 TEM 表征如图 3-2E，结果表明：PLL 修饰 γ-Fe₂O₃ 纳米颗粒并没有明显影响纳米粒子的形态以及粒径大小；红外光谱仪（FT-IR）表征 PLL 修饰后 γ-Fe₂O₃ 纳米颗粒表面官能团的变化及 PLL 是否存在，从图中可以看出 PLL 修饰 γ-Fe₂O₃ 纳米颗粒的 FT-IR 图不同于 γ-Fe₂O₃ 纳米颗粒以及 PLL，氨基 I 和氨基 II 带分别位于 1533.61 和 1225.14cm⁻¹，γ-Fe₂O₃ 纳米颗粒的特征吸收峰位于 554.23cm⁻¹，特征吸收峰发生了漂移，说明 PLL 与 γ-Fe₂O₃ 纳米粒子之间存在很强的相互作用。综上结果表明 PLL 已经成功修饰 γ-Fe₂O₃ 纳米颗粒。

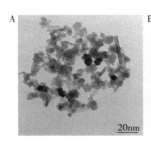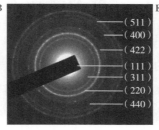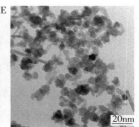

图 3-2

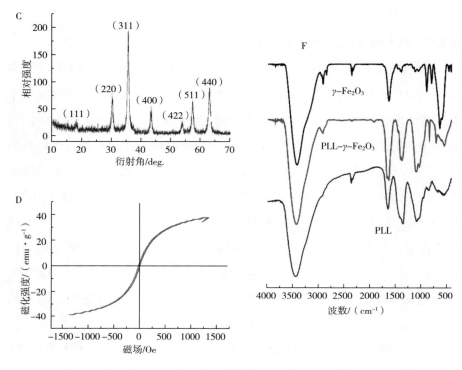

图 3-2 PLL 修饰的 γ-Fe$_2$O$_3$ 纳米粒子的表征

A γ-Fe$_2$O$_3$ 纳米颗粒的 TEM 图像（100,000×）和电子衍射图案 B；C γ-Fe$_2$O$_3$ 纳米颗粒的 XRD 图；D γ-Fe$_2$O$_3$ 纳米粒子在 300K 时的磁滞环（Ms=38emu/g，Hc=12.1Oe）；E PLL 修饰的 γ-Fe$_2$O$_3$ 纳米粒子 TEM 图像（100,000×）；F γ-Fe$_2$O$_3$ 纳米颗粒、PLL 修饰的 γ-Fe$_2$O$_3$ 纳米颗粒和纯 PLL 的 FT-IR 光谱。

3.2 PLL/γ-Fe$_2$O$_3$ 标记肿瘤干细胞

3.2.1 胶质瘤干细胞的培养鉴定

U251 细胞及其来源的胶质瘤干细胞具体培养方法如本书 2.3 所述。利用免疫细胞化学染色法，鉴定胶质瘤干细胞表面标志物 CD133 和 nestin 蛋白的表达情况。结果表明：富集分离的胶质瘤干细胞高表达 CD133 和 nestin

蛋白，而不表达星形胶质细胞标志物（GFAP）（图 3-3）。

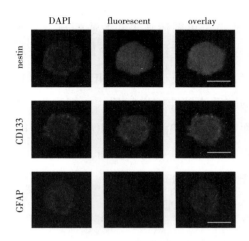

图 3-3 胶质瘤干细胞免疫细胞化学染色分析

肿瘤干细胞标志物 CD133、nestin 及星形细胞标志物 GFAP 表达。标尺 = 150μm。

3.2.2 PLL/γ-Fe$_2$O$_3$ 标记肿瘤干细胞

具体标记方法如下：

（1）收集 100~150 个细胞/球的胶质瘤球，加入无 Ca^{2+}、Mg^{2+} 的 0.25% 胰酶消化并机械吹打离散成单细胞悬液后，以适当密度接种至 24 孔板。

（2）用无血清培养基（SFM）培养至小的胶质瘤球（包括 3~6 个细胞/球）形成。

（3）每孔加入 20μL 的 PLL 修饰 γ-Fe$_2$O$_3$ 纳米颗粒（SPIO NPs 的终浓度为 30μg/mL）。

（4）PLL 终浓度为 1.5μg/mL 标记细胞。

3.2.3 普鲁士蓝染色与铁含量分析

利用普鲁士蓝（PB）能够与三价铁（ferric iron）结合形成蓝色的沉

淀，对磁标记后形成的胶质瘤球及其分化细胞进行检测分析，以证实 SPIO NPs 是否标记成功。

图 3-4A 普鲁士蓝染色图清晰表明胶质瘤球上存在 PLL 修饰 γ-Fe_2O_3 纳米颗粒。进一步对磁标记后的胶质瘤球培养发现，磁标记后胶质瘤球能不断生长和增殖（图 3-4B），这表明 SPIO 标记不影响胶质瘤球的增殖能力；而且磁标记的胶质瘤球能够进行传代，细胞内 SPIO 纳米颗粒的浓度随着不断的传代而降低（图 3-4C）；SPIO 纳米颗粒能够随着胶质瘤球的分化而传至分化细胞中（图 3-4D）。然而，未标记的胶质瘤球及分化细胞均不显示蓝色（图 3-4E 和 H）。

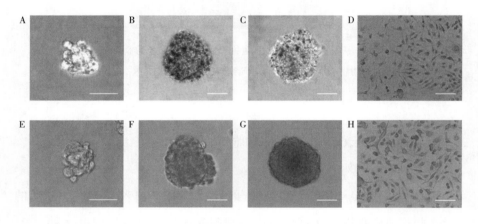

图 3-4　SPIO 标记胶质瘤球及其分化细胞普鲁士蓝染色图

A　SPIO 标记胶质瘤球培养 2d；B　磁标记胶质瘤球培养 7d；C　传代的 SPIO 标记胶质瘤球；D　SPIO 标记胶质瘤球分化细胞；E~H　未标记的胶质瘤球及分化细胞的普鲁士蓝染色，分别是 A、B、C 和 D 的对照。A 和 E 标尺 = 50μm；B~D 和 F~H 标尺 = 100μm。

利用原子吸收分光光度计分析 SPIO 标记的胶质瘤球及其分化细胞中铁元素含量结果表明：标记的胶质瘤球磁培养 3d 后，其细胞内含铁量为（25.7±1.46）pg/细胞；磁标记胶质瘤球分化细胞中的铁含量为（9.25±1.18）pg/细胞。对照未标记的胶质瘤球及分化细胞铁元素含量分别为（0.21±0.17）和（0.20±0.15）pg/细胞，是细胞内固有铁元素的含量。

以上结果证实 PLL 修饰的 SPIO 成功标记肿瘤干细胞；磁标记肿瘤球能够传代形成新的肿瘤球、分化细胞，表明磁标记不影响胶质瘤球的自我更新和分化能力。

3. 3　磁标记肿瘤干细胞的生物学特性

3. 3. 1　磁标记 CSCs 增殖能力分析

通过 MTT 的方法验证了磁标记对胶质瘤球增殖活性的影响，结果显示 SPIO 标记的肿瘤干细胞在添加生长因子的无血清培养基中分别培养 12h、24h、48h、72h、96h、120h 后，与未标记的肿瘤干细胞相比增殖旺盛、增殖能力基本没有差别（图 3-5）。因此，磁标记不影响肿瘤干细胞及分化细胞的活性及增殖能力。

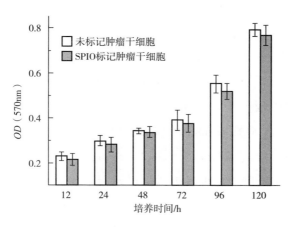

图 3-5　SPIO 标记肿瘤干细胞与未标记的对照生长状态比较

3. 3. 2　磁标记 CSCs 及分化细胞免疫细胞化学染色

未分化的磁标记胶质瘤球接种至 PLL 包被的 24 孔板培养板中，加入 10% FBS 的 RPMI-1640 培养基分别培养 3h 和 7d 后进行免疫细胞化学染色，具体程序如下：

（1）PBS（pH 7.4）缓冲液洗涤 3 次，4%多聚甲醛室温条件下固定 30min，PBS（pH 7.4）缓冲液洗涤 3 次。

（2）0.1% Triton X-100 的 PBS 液室温孵育 30min 透化细胞（CD133 表面标志物的检测省去此步骤），PBS（pH 7.4）缓冲液洗涤 3 次。

（3）5%小牛血清的 PBS 液在室温条件下孵育 30min 以封闭非特异性结合位点，PBS（pH 7.4）缓冲液洗涤 3 次。

（4）加入适当比例稀释的一抗（Anti-CD133，1∶100；nestin，1∶200；MAP2，1∶50；GFAP，1∶100；MBP，1∶100），置于 4℃冰箱过夜反应 12h，PBS（pH 7.4）缓冲液洗涤 3 次。

（5）加入适当比例稀释的荧光二抗，避光，湿盒 37℃孵育 1h，PBS（pH 7.4）缓冲液洗涤 3 次。

（6）细胞核用 Hoechst 33258（0.05μg/mL）复染 10min，PBS（pH 7.4）缓冲液洗涤 3 次，荧光显微镜观察、计数、照相。

CD133 是正常神经干细胞的表面标志物，nestin 是与神经干细胞以及祖细胞关系密切的一种骨架蛋白，这两种标志物是被广泛接受的脑肿瘤干细胞表面标志物。利用免疫细胞化学染色的方法检测磁标记肿瘤干细胞标志物的表达。结果表明，SPIO 标记的胶质瘤球 CD133 和 nestin 这两种标志物都呈强阳性表达（图 3-6），离散的肿瘤球细胞中 CD133 和 nestin 的表达量分别为（85.87±5.52)%和（89.23±3.21)%（图 3-7）。进一步分析表明，SPIO 标记的肿瘤球少量表达神经元标志物 MAP2 和少突胶质细胞的标志物 MBP，而星形细胞标志物 GFAP 呈阴性表达（图 3-6B），离散的肿瘤球细胞中这两种细胞的表达量分别为（9.78±2.42)%和（13.4±4.05)%（图 3-7）。由此可知，磁标记不影响肿瘤干细胞表面标志物的表达。

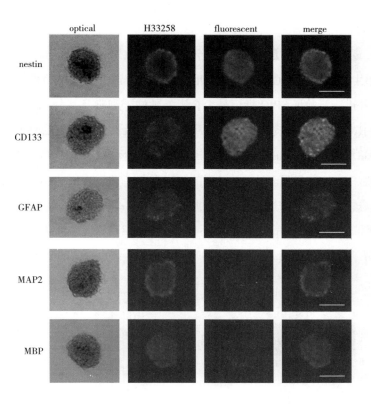

图 3-6　SPIO 标记胶质瘤球细胞标志物的免疫细化染色

肿瘤干细胞标志物 nestin（红）、CD133（绿）；星形细胞标志物 GFAP（绿）；神经元标志物 MAP2（红）；少突胶质细胞标志物 MBP（红）；H33258（蓝）复染细胞核。标尺 = 150μm。

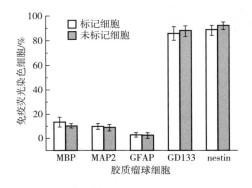

图 3-7　肿瘤干细胞标志物在胶质瘤球细胞中的表达量

3.3.3 磁标记 CSCs 及分化细胞半定量 RT-PCR

利用半定量 RT-PCR 进一步分析磁标记胶质瘤球的肿瘤干细胞标志物表达情况，并进一步验证 SPIO 标记是否会影响肿瘤干细胞及其分化细胞标物的表达。用 RNeasy 试剂盒提取磁标记胶质瘤干细胞及其分化细胞的总 RNA，利用 RevertAid™ First Strand cDNA Synthesis Kit 逆转录反应获得 cDNA。结果表明肿瘤干细胞中 nestin 呈强表达，神经元的结构蛋白 β-Ⅲ tubulin 呈微量表达，星形细胞标志物 GFAP 不表达；而分化细胞 GFAP 和 β-Ⅲ tubulin 均呈强表达，肿瘤干细胞标志物 CD133 和 nestin 基本不表达（图 3-8），表明：SPIO 标记的肿瘤干细胞具有多向分化潜能，多向分化的肿瘤细胞各自具有重要的标志物特征。

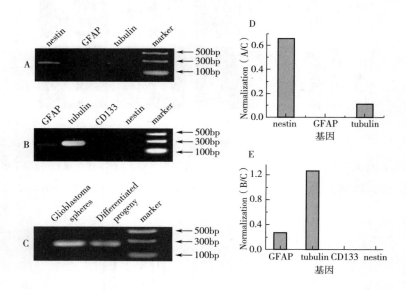

图 3-8 SPIO 标记肿瘤干细胞及分化细胞标志物基因半定量 RT-PCR 表达分析

A SPIO 标记肿瘤球；B SPIO 标记肿瘤球分化细胞；C 内参对照 β-actin；D 和 E   nestin、GFAP、tubulin 和 CD133 在磁标记肿瘤球及分化细胞的表达水平（以内参 β-actin 归一化）。

3.3.4 磁标记 CSCs 及分化细胞 Ca²⁺信号检测

细胞质内的 Ca²⁺ 作为第二信使，广泛参与、调节细胞的多种生理、病理过程，测定细胞质内游离 Ca^{2+} 在细胞生理及病理等方面均具有重要意义。Ca^{2+} 荧光探针 Fluo-3 AM 与 Ca^{2+} 结合后产生荧光，荧光的强度和分布即反映了细胞质内 Ca^{2+} 的浓度和分布。我们利用荧光 Ca^{2+} 指示剂 Fluo-3 AM 检测了 SPIO 标记肿瘤干细胞及其分化细胞内 Ca^{2+} 信号的变化。未分化的 SPIO 标记胶质瘤球接种至 24 孔板培养板中，加入 10% FBS 的 RPMI-1640 培养基分别培养 3h 和 7d 后进行 Ca^{2+} 信号分析。具体方法如下：

（1）Hank's 缓冲液洗涤磁标记的胶质瘤球及分化细胞后，装载 Fluo-3AM（5μmol/L，DMSO 溶解，无血清 DMEM 培养基稀释）与 Pluronic acid F-127（0.02 %）。

（2）于 Hank's 平衡盐溶液（136.89mmol/L NaCl、5.36mmol/L KCl、1.26mmol/L $CaCl_2$、4.17mmol/L $NaHCO_3$、0.44mmol/L KH_2PO_4、1.89mmol/L 葡萄糖，pH 7.4）中 37℃ 条件下，孵育 45min。

（3）吸出上清液，用无钙 Hank's 缓冲液洗涤后，SPIO 标记的胶质瘤球及分化细胞重悬于 Hank's 缓冲液，用荧光显微镜记录肿瘤球及分化细胞内的钙信号的变化。

结果表明 SPIO 标记的肿瘤干细胞及其分化细胞内 Ca^{2+} 信号强度（包括线性荧光强度和曲面图）与未标记的细胞对照类似（图 3-9）。

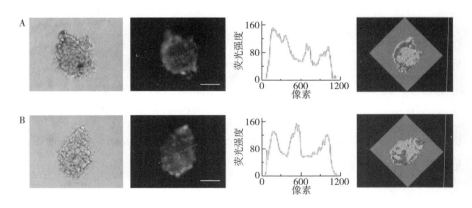

图 3-9

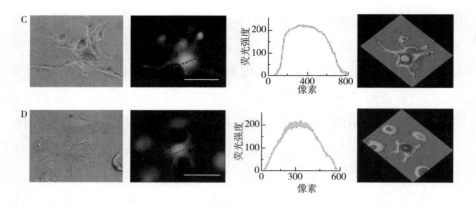

图 3-9　SPIO 标记胶质瘤球及其分化细胞 Ca²⁺信号分析

SPIO 标记胶质瘤球 A 和未标记胶质瘤球 B；磁标记胶质瘤球分化细胞 C 和未标记胶质瘤球
分化细胞 D。从左至右依次是：光相差图、荧光图、荧光强度分析图（线性荧光强度和曲面图）。
标尺＝100μm。

3.3.5　磁标记 CSCs 及分化细胞细胞周期分布

利用 50μg/mL 碘化丙啶对 SPIO 标记肿瘤干细胞及其分化细胞进行染色，通过流式细胞仪进行细胞周期的检测分析。

检测结果显示 SPIO 标记肿瘤干细胞的细胞周期分布为 G1 期细胞占 70.31%、S 期细胞占 15.93%、G2 期细胞占 13.76%；对照组细胞周期分布为 G1 期细胞占 72.39%、S 期细胞占 15.44%、G2 期细胞占 12.17%，两组实验结果无太大差别（图 3-10）；同样在分化细胞中，磁标记肿瘤干细胞分化细胞细胞周期分布为：G1 期细胞占 75.30%，S 期细胞占 11.35%，G2 期细胞占 13.35%，而对照组细胞周期分布为：G1 期细胞占 76.68%，S 期细胞占 11.31%，G2 期细胞占 12.01%。综合分析表明：与对照组相比，SPIO 标记不影响肿瘤干细胞及其分化细胞的细胞周期分布。

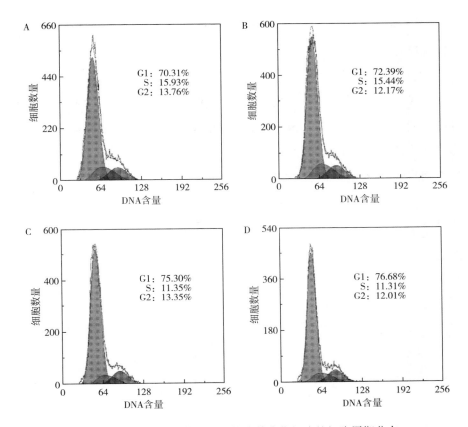

图 3-10　SPIO 标记肿瘤干细胞及其分化细胞的细胞周期分布

A　SPIO 标记的肿瘤干细胞培养 24h；B　未标记的肿瘤干细胞培养 24h（对照）；C　SPIO 标记的肿瘤干细胞分化培养 7d；D　未标记的肿瘤干细胞分化培养 7d（对照）。

3.3.6　磁标记 CSCs 及分化细胞的凋亡分析

利用 Annexin V-FITC-PI 双标记的方法对 SPIO 标记肿瘤干细胞及其分化细胞暴露在细胞膜外侧的磷脂酰丝氨酸以及核物质进行染色，具体实验方法如下：

（1）收获 SPIO 标记肿瘤干细胞及其分化细胞，PBS（pH 7.4）缓冲液离心洗涤。

（2）计数后取 1×10^6 个细胞，加入 500μL 结合缓冲液轻轻重选细胞。

（3）加入 5μL Annexin V-FITC 和 5μL 碘化丙啶（PI）染色液，混匀后室温避光孵育 15min。

（4）流式细胞仪检测分析。

流式细胞仪检测细胞凋亡结果可以发现（图 3-11），SPIO 标记肿瘤干细胞早期凋亡率为 4.4%，未标记对照肿瘤干细胞为 4.9%；磁标记分化细胞早期凋亡率为 1.4%，对照早期凋亡率为 1.1%。因此磁标记不会引起肿瘤干细胞及其分化细胞凋亡率的改变。

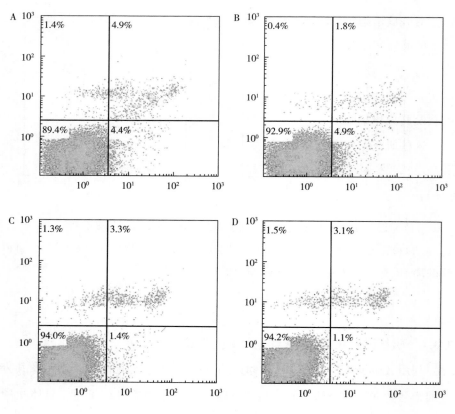

图 3-11　SPIO 标记肿瘤干细胞及其分化细胞凋亡率分析

A　SPIO 标记的肿瘤干细胞培养 24h；B　未标记的肿瘤干细胞（对照）；C　SPIO 标记肿瘤干细胞分化细胞；D　未标记肿瘤干细胞分化细胞（对照）。

本章小结

（1）成功实现了利用 PLL 修饰的 $\gamma\text{-}Fe_2O_3$ 纳米颗粒标记来源于胶质母细胞瘤 U251 细胞系的肿瘤干细胞，从而发展了一种简单有效的磁标记肿瘤干细胞的方法。

（2）系统探索了磁标记对肿瘤干细胞生物学性能的影响。通过对 SPIO 标记对肿瘤干细胞及其分化细胞生物学特性的系统分析，表明 SPIO 标记不影响肿瘤干细胞及其分化细胞的活性和增殖能力，且磁标记后形成胶质瘤球具有多向分化潜能。磁标记后形成胶质瘤球能传代形成新的胶质瘤球，表明磁标记肿瘤干细胞具有自我更新能力。此外，SPIO 标记对肿瘤干细胞及其分化细胞的细胞周期分布和凋亡率基本没有影响。

这些研究结果为 SPIO 纳米颗粒在肿瘤干细胞分离、细胞基的治疗以及利用磁共振成像技术非侵袭性地捕获肿瘤干细胞的体内行为等方面的应用做了一个很好的铺垫。

第四章　荧光磁性白蛋白微珠标记肿瘤细胞及细胞内成像

　　基于荧光标记的磁性纳米颗粒在生物医学领域具有广阔的应用前景。然而，聚合物包覆材料的毒性、生物相容性和生物降解性等不足往往限制了这些纳米颗粒的应用。因此，本章节以人血清白蛋白（HSA）包覆 $\gamma\text{-}Fe_2O_3$ 纳米颗粒，制备磁性蛋白微球（magnetic albumin microbeads，MAMbs），进一步利用荧光染料异硫氰酸荧光素（fluorescein isothiocyanate，FITC）进行荧光标记，制备荧光磁性白蛋白微球（FITC-MAMbs），并以人源多形性胶质母细胞瘤 U251 细胞为模型细胞进行标记（图 4-1）。探索 MAMbs 对肿瘤细胞生物学行为（包括增殖、细胞活力、细胞周期和凋亡率）的影响，并利用 FITC-MAMbs 进行 U251 细胞内成像。

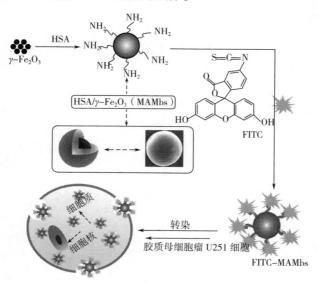

图 4-1　FITC 标记荧光磁性白蛋白微球的制备及肿瘤细胞内成像示意图

［本章研究内容源自著者前期发表论文：Biosens Bioelectron. 2014；54：55-63］

4.1　MAMbs 的制备与荧光标记

4.1.1　MAMbs 的制备

γ-Fe_2O_3 纳米颗粒及 HSA/γ-Fe_2O_3 蛋白微球的制备见本书 2.1.2。

4.1.2　MAMbs 的荧光标记

通过 MAMbs 微球的氨基与荧光染料 FITC 偶联。首先，将 MAMbs 微球重悬于 pH 8.4 的硼酸盐缓冲液中，并与 10mg/mL FITC 溶液混合，避光搅拌 2h，产物洗涤 3 次，即制得 FITC 标记的 HSA/γ-Fe_2O_3 微球，即 FITC-MAMbs。利用倒置荧光显微镜观察、拍照。

4.1.3　荧光 MAMbs 的表征

利用傅里叶红外光谱仪观察 γ-Fe_2O_3 纳米颗粒的特征吸收峰。如图 4-2A 所示 γ-Fe_2O_3 纳米颗粒被 HSA 成功包覆；在 668cm^{-1} 处观察到 Fe—O 的特征吸附带。利用振动样品磁强计表征 γ-Fe_2O_3 纳米颗粒的磁性能，结果显示其磁化曲线呈现对称的磁滞回线（图 4-2B），这是超顺磁性材料的特征现象。FITC-MAMbs 显示出较强的绿色荧光，表明 FITC 成功标记磁性 MAMbs 微球（图 4-2C 和 D）。

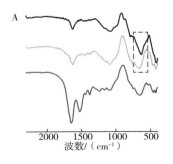 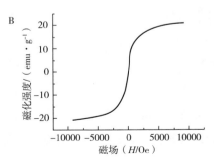

图 4-2

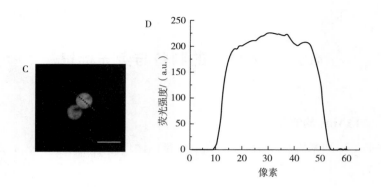

图 4-2　各纳米颗粒的表征图

A　γ-Fe$_2$O$_3$（上）、MAMbs（中）及 HSA（下）的 FT-IR 图谱；B　MAMbs 在 300K 下的磁滞回线；C　FITC 修饰后的 MAMbs 在激发波长为 488nm，发射波长为 520nm 下的荧光图像；D　用 Image-Pros Plus 6.0 软件分析线图对应的荧光强度。标尺 = 10μm。

4.2　MAMbs 标记神经胶质瘤 U251 细胞及其毒性分析

4.2.1　神经胶质瘤 U251 细胞培养及传代

神经胶质瘤 U251 细胞培养方法如本书 2.3 所述。

4.2.2　MAMbs 标记神经胶质瘤 U251 细胞及普鲁士蓝染色

普鲁士蓝（PB）能够将三价铁还原为亚铁状态形成蓝色沉淀，可检测 MAMbs 是否成功标记 U251 细胞。将指数生长期的 U251 胶质母细胞瘤细胞制备成细胞悬液，以 2×10^4 个/孔接种于 24 孔板。孵育 12h 后，加入不同浓度的 MAMbs，孵育并标记 48h 后，弃去培养基。

试验结果清晰地表明 U251 胶质母细胞瘤细胞中存在 MAMbs（图 4-3A~C）。而未标记的 U251 细胞中未检测到阳性染色（图 4-3D）。

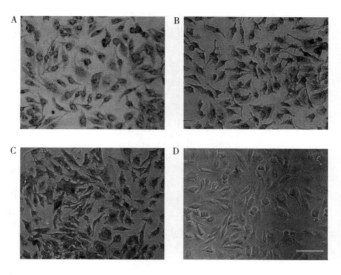

图 4-3　PB 染色的各浓度 MAMbs 标记 48h 的 U251 细胞

A~C 中 MAMbs 浓度分别为 50μg/mL、250μg/mL、500μg/mL；D 为未标记的 U251 为对照。标尺 = 200μm。

4.2.3　MAMbs 标记对 U251 细胞增殖能力的影响

　　将指数生长期的 U251 细胞制备成细胞悬液，以 $1×10^4$ 个/孔接种于 96 孔板。孵育 12h 后，后加入不同浓度的 MAMbs（25~500μg/mL），孵育并标记 48h 后弃去培养基，利用 MTT 法分析 MAMbs 标记对 U251 细胞增殖能力的影响。

　　检测结果表明，与对照相比，25~250μg/mL 的 MAMbs 不影响 U251 细胞的增殖能力。500μg/mL 的 MAMbs 对 U251 细胞的增殖能力产生极微弱的影响（图 4-4）。

4.2.4　细胞周期分析

　　利用 PI 染色、流式细胞仪检测了 MAMbs 标记 U251 细胞 48h 的细胞周期分布。首先收集 MAMbs 标记的 U251 细胞，PI（50μg/mL）染色后，上机检测分析。

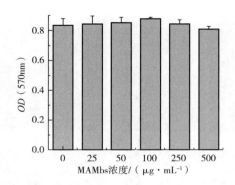

图 4-4　不同浓度 MAMbs 标记 U251 细胞培养 48h 的增殖能力分析

检测结果表明：MAMbs 标记不影响 U251 细胞的细胞周期分布（图 4-5）。

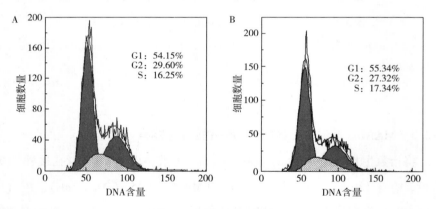

图 4-5　标记 U251 细胞的细胞周期分布

A　MAMbs 标记细胞的 U251 细胞周期；B　未标记的 U251 细胞为对照。

4.2.5　细胞标记 U251 细胞凋亡分析

利用 Annexin V-FITC-PI 双染（annexin V-FITC apoptosis detection kit）法检测 MAMbs 标记 48h 对胶质瘤 U251 细胞凋亡率的影响。以未标记的 U251 细胞为对照。

流式细胞仪分析凋亡检测结果表明（图 4-6），MAMbs 标记 U251 细胞早期凋亡率为 2.4%，未标记对照细胞的早期凋亡率为 0.6%。因此 MAMbs

标记不会引起 U251 细胞凋亡率的明显改变。

综合以上实验结果，以及细胞活性分析和增殖能力分析，表明：MAMbs 标记不会引起 U251 细胞的细胞毒性。

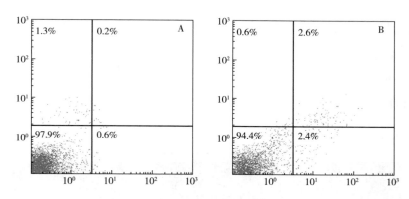

图 4-6　标记 U251 细胞的凋亡分析

A　MAMbs 标记 U251 细胞的凋亡分析；B　未标记的 U251 细胞为对照。

4.3　荧光 MAMbs 用于细胞内成像

将 U251 细胞培养 48h 后，加入各浓度 FITC-MAMbs 共孵育 4h，进行细胞内成像。PBS 洗涤 3 次后，利用罗丹明标记的鬼笔环肽进行免疫荧光染色。具体方法如下：

（1）PBS（pH 7.4）缓冲液洗涤 3 次，用 2.5% 的戊二醛室温条件下固定细胞 10min。

（2）PBS（pH 7.4）缓冲液洗涤 1 次，加入 0.5% Triton X-100 的 PBS 液室温条件下透化细胞 5min。

（3）PBS（pH 7.4）缓冲液洗涤 1 次，加入 200μL 100nmol/L 罗丹明标记的鬼笔环肽室温条件下避光孵育 30min。

（4）细胞核用 DAPI（100nmol/L）复染，PBS（pH 7.4）缓冲液洗涤 3 次。

（5）倒置荧光显微镜观察、照相。

可以检测到 U251 细胞内强烈的绿色荧光，表明：绿色 FITC-MAMbs 能够进入 U251 细胞，红色荧光表示细胞骨架蛋白即 F-actin，从图中可以看出：标记后的细胞骨架 F-actin 纤维形态明显、组织结构完整，与未处理的对照组相比基本没有区别（图 4-7）。因此，FITC-MAMbs 没有破坏 U251 细胞 F-actin 细胞骨架的形态和分布。此外，通过 DAPI 复染细胞核定位显示 FITC-MAMbs 主要分布在细胞质中，而未进入细胞核。结果表明：FITC-MAMbs 是肿瘤定位细胞内分布和辅助成像的有效工具。

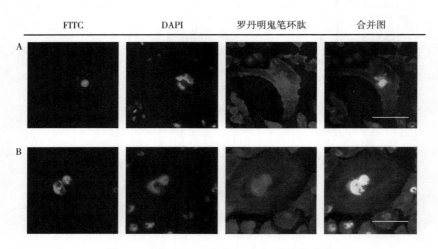

图 4-7　FITC-MAMb 在 U251 细胞内的成像

A、B 浓度分别为 100μg/mL、250μg/mL，DAPI（蓝色）复染定位细胞核。标尺＝100μm。

本章小结

（1）MAMbs 标记不会引起 U251 细胞的增殖能力及细胞活性。

（2）成功制备荧光蛋白微球 FITC-MAMbs，并成功用于 U251 细胞内成像，且不破坏细胞的纤维结构。

第五章　Anti-CD133 抗体偶联磁性纳米颗粒用于 CSCs 成像

肿瘤干细胞（CSCs）被认为肿瘤形成的"种子"细胞，在肿瘤发生、发展及复发和转移过程中发挥着关键作用。因此，基于 CSCs 的分子成像对于肿瘤诊疗具有重要意义。本章节基于脑 CSCs 表面标志物 CD133 和 Anti-CD133 单克隆抗体（mAb）之间的特异性亲和作用，开发一种新型免疫磁性纳米探针，用于对胶质母细胞瘤中的 CSCs 进行实时成像。该免疫磁纳米探针实施过程如图 5-1 所示，主要包括：①利用化疗药物长春新碱（Vincristine，VCR）联合无血清培养的方法富集分离胶质母细胞瘤 U251 细胞中的 CSCs；②通过 CSCs 表面高表达的 CD133 蛋白与 Anti-CD133 mAb 偶联的免疫磁纳米体系（Anti-CD133 mAb conjugated immunomagnetic nano-system, ^{CD133}mAb IMNS）的亲和作用将制备的免疫磁性纳米探针特异性地传递到 CSCs 中进行实时成像。所制备的 ^{CD133}mAb IMNS 可以作为一种有前途的纳米载体，用于人类脑肿瘤诊断和治疗中靶向 CSCs 的成像。

5.1　^{CD133}mAb IMNS 的制备与表征

5.1.1　^{CD133}mAb IMNS 的制备

研究利用超顺磁性氧化铁（SPIO NPs）作为 ^{CD133}mAb IMNS 的磁核；利用羧甲基壳聚糖（CMCS）修饰以提高磁核的生物相容性；进一步利用聚亚乙基亚胺（PEI）进行化学改性，最后用靶向分子 Anti-CD133 mAb 进行功能化修饰，具体制备过程见图 5-1：

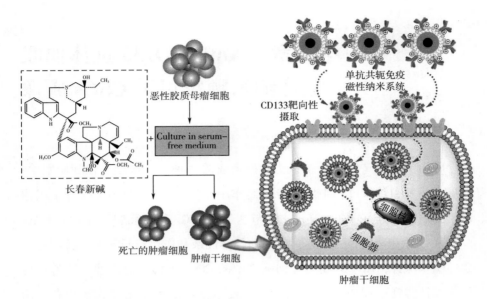

图 5-1　VCR 联合无血清悬浮培养富集分离 CSCs 及

CD133 mAb IMNS 靶向 CSCs 成像示意图

[本章研究内容源自著者前期发表论文：Sensor Actuat B-Chem，2018；255：3447-3457]

（1）利用化学共沉淀法合成了 SPIO NPs（SPIO NPs 具体合成方法如本书 2.1.1 所述）。

（2）通过三聚磷酸钠（TPP）交联包覆羧甲基壳聚糖（CMCS），将 TPP（1mg/mL）与 SPIO NPs（10mg/mL）混合，并在 60℃下剧烈搅拌 30min。混合物在室温（25℃）下保持 12h，用去离子水洗 3 次，得到 TPP@SPIO NPs。

（3）在上述 TPP@SPIO NPs 中加入 10mL CMCS 溶液（1% W/V，溶于乙酸），并在超声波乳化器中反应 30min，得到 CMCS 修饰的磁性纳米颗粒（CMCS-TPP@SPIO NPs）即 MNNs。

（4）利用 EDC/NHS 介导的聚亚乙基亚胺（PEI）修饰进行化学改性，制得 PEI-MNNs。

（5）经异源双功能交联剂 sulfo-SMCC 和特劳德试剂（Traut's Reagent）的作用偶联 Anti-CD133 mAb，制备成 CD133 mAb IMNS，悬浮在 PBS（pH7.4）中并储存在 4℃备用。

5.1.2　^{CD133}mAb IMNS 的表征

利用透射电镜观察制备 MNNs 和 PEI-MNNs 的形貌，如图 5-2A 所示：MNNs 呈单分散的球体，大小均匀，约为 40nm；此外，使用 FT-IR 对所制备纳米颗粒的结构进行表征。由图 5-2B 可知，FT-IR 数据显示酰胺基的 C—N 伸缩振动在 1633.2cm^{-1} 处，醚基的 C—O 键振动在 1079.5cm^{-1} 处，SPIO NPs 的特征谱带（Fe—O）位于 595.7cm^{-1} 处。在 2952.7cm^{-1} 处的峰归属于亚甲基残基的伸缩振动，在 3424.5cm^{-1} 处也观察到 COOH 的特征谱带，表明：成功制备 PEI-MNNs；XRD 分析显示：制备的 SPIO NPs、MNNs 和 PEI-MNNs 均存在（220）、（311）、（400）、（422）、（511）和（440）六个特征峰，与标准 γ-Fe$_2$O$_3$ 反射峰明显一致（图 5-2C）。这些数据表明：PEI 和 CMCS 修饰 SPIO NPs 并不影响 γ-Fe$_2$O$_3$ 的晶体结构。

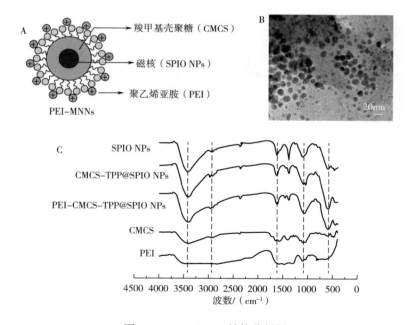

图 5-2　PEI-MNNs 结构分析图

A　PEI-MNNs 结构示意图；B　PEI-MNNs 的 TEM 图；C　SPIO NPs、MNNs、PEI-MNNs、CMCS 和 PEI 的 FT-IR 光谱。

通过振动样品磁强计测定了 SPIO NPs、MNNs 与 PEI-MNNs 的磁化曲线（图5-3）。结果显示：所制备的各纳米颗粒复合物的磁化曲线均显示一个对称的磁滞环，表明这些纳米颗粒都具有超顺磁性。此外，SPIO NPs、MNNs 和 PEI-MNNs 的饱和磁化强度分别为 56.5emu/g、47.8emu/g 和 45.5emu/g，这些纳米颗粒矫顽力几乎为 0。CMCS 修饰后，MNNs 的饱和磁化强度明显低于 SPIO NPs，而 PEI-MNNs 的 MS 低于 MNNs，但不影响其超顺磁性。利用茚三酮反应检测了 PEI-MNNs 中 PEI 的含量，结果显示，PEI 在 PEI-MNNs 中的含量为 29.5%。

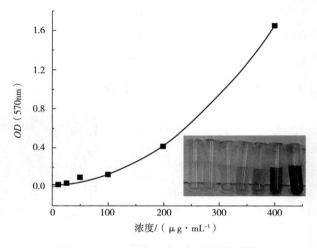

图 5-3　PEI-MNNs 中 PEI 含量的检测

利用马尔文公司生产的 ZS90 型激光粒度仪测定了各纳米复合物在去离子水的粒度分布情况。如图 5-4A 所示：γ-Fe_2O_3 的粒径分布较宽，平均粒径 142.7nm，TPP 的加入造成粒径增大，平均粒径 163.3nm，CMCS-TPP@SPIO NPs 平均粒径 190.1nm，而 PEI-CMCS-TPP@SPIO NPs 平均粒径 290.1nm，偶联 Anti-CD133 mAb 后粒径最大，平均粒径为 601.2nm。同时纳米颗粒的 Zeta 电位也发生相应的变化，如图 5-4B，最终 Anti-CD133 偶联的纳米传感器基本呈中性，有利于实现纳米颗粒顺利到达肿瘤部位并与之结合的目的。

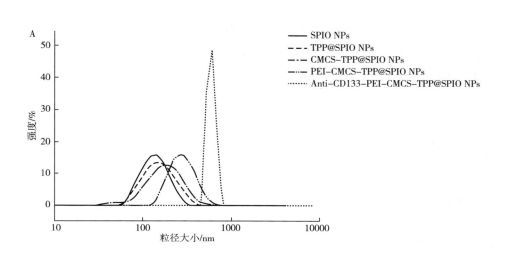

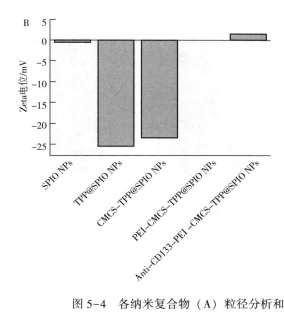

图 5-4　各纳米复合物（A）粒径分析和（B）Zeta 电位

　　利用紫外分光光度计检测了 PEI-MNNs 悬浮在去离子水、PBS（pH 7.4）和 10% FBS 的 RPMI-1640 培养液中的稳定性。结果显示：PEI-MNNs 的悬浮液在去离子水和 10% FBS 的 RPMI-1640 培养液中保持相对稳定，但在 PBS 缓冲液中约 15min 后，其稳定性逐渐下降（图 5-5B），这可能是受 PBS 中盐离子的影响。同时，分析了 PEI-MNNs 在不同介质中的磁响应性，结果表明 PEI-MNNs 在去离子水、PBS（pH7.4）和 RPMI-1640 培养液中表现出良好的响应性（图 5-5C），这表明在接下来的研究中，所制备的 PEI-MNNs 适合作为 MRI 成像剂。

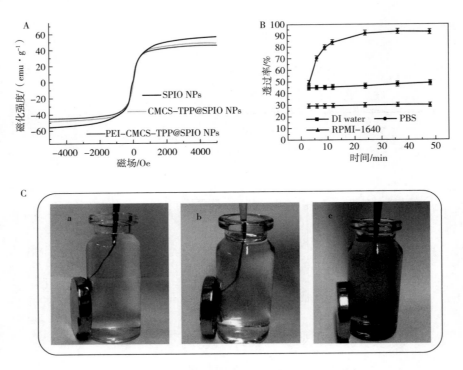

图 5-5　各纳米颗粒复合物的磁性能及稳定性分析

　　A　各纳米颗粒复合物在 300K 时的磁滞曲线；B　PEI-MNNs 在不同溶液中的稳定性，包括 DI 水、PBS 和含 10% FBS 的 RMPI-1640；C　PEI-MNNs 在不同介质中的磁响应能力：DI 水（a）、PBS（b）和含 10% FBS 的 RMPI-1640（c）。

5.1.3　[CD133]mAb IMNS 的免疫活性分析

　　利用间接荧光免疫分析法，检测了[CD133]mAb IMNS 的免疫活性，结果表明偶联 Anti-CD133 抗体的免疫磁性纳米探针显示出强烈的红色荧光（图 5-6B 和 D），而未偶联抗体的纳米粒子不显示荧光，这表明 Anti-CD133 mAb 成功地与磁性纳米粒子结合。

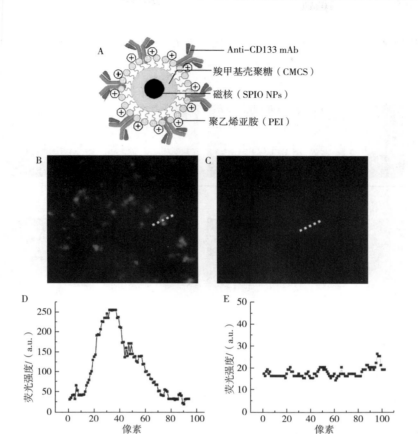

图 5-6　^{CD133}mAb IMNS 的免疫活性分析

A　Anti-CD133 mAb 偶联的免疫磁性纳米探针示意图；B　免疫磁性纳米探针免疫活性分析；C　未结合抗体的磁性纳米粒子没有观察到荧光；D～E 为用 Image-Pro © Plus 6.0 软件分析 B～C 对应荧光强度。

5.2　^{CD133}mAb IMNS 细胞毒性和靶向性研究

5.2.1　肿瘤干细胞培养

肿瘤干细胞的培养方法如前第二章所述。图 5-7A 是胶质母细胞瘤 CSCs 及其分化的 FDA/PI 双染活性分析图，结果显示胶质母细胞瘤 CSCs

及其分化均具有良好的活性。免疫化学染色结果表明，胶质母细胞瘤 CSCs
高表达 CD133 蛋白（图 5-7B）。

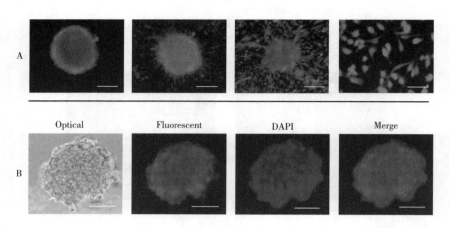

图 5-7　CSCs 的活性及 CD133 蛋白表达分析

　　A　CSCs 及其分化细胞的 FDA/PI 双染活性分析；B　免疫细胞化学染色检测 CSCs 中的 CD133
蛋白的表达情况。标尺 = 100μm。

5.2.2　^{CD133}mAb IMNS 细胞靶向性分析

　　为了验证^{CD133}mAb IMNS 的细胞靶向性。利用红色荧光染料 RBITC 标
记各纳米体系，RBITC 是一种新型的罗丹明衍生物，在罗丹明分子上偶
联一个与氨基有特异性反应的异硫氰酸基团而得。胶质母细胞瘤 CSCs 和
RBITC 标记的各纳米体系共培养 4h 后，利用荧光显微镜评估了胶质母细
胞瘤 CSCs 对各纳米体系的细胞摄取情况（图 5-8A 和 D）。结果显示，
用^{CD133}mAb IMNS 处理的胶质母细胞 CSCs 显示出强烈的红色荧光信号，
且该信号在细胞内体内聚集。然而，用包括 MNNs 和 PEI-MNNs 在内
的非 mAb 功能化的磁性纳米粒子处理的胶质母细胞瘤 CSCs 显示出相
对较弱的红色荧光，而在未经处理的胶质母细胞瘤 CSCs 中没有检测到
荧光。这一分析表明，所制备的 Anti-CD133 mAb 结合的磁性纳米探针
可以被胶质母细胞瘤 CSCs 有效地内化。同时，如图 5-8E-H′，TEM

分析也表明 ^{CD133}mAb IMNS 定位在细胞质内，并接近细胞核。综上所述，这些观察结果表明，制备的 ^{CD133}mAb IMNS 可以有效地靶向胶质母细胞瘤 CSC。

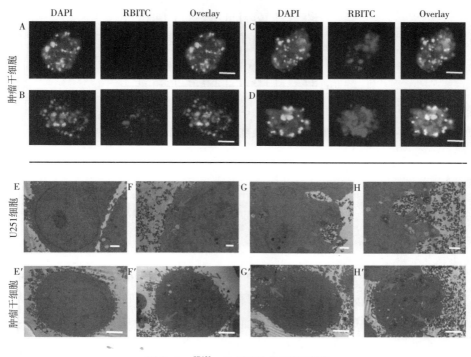

图 5-8　^{CD133}mAb IMNS 的细胞摄取

A~D　RBITC 标记的纳米体系与 CSCs 共培养 4h 的荧光图；A　对照组（未处理的 CSCs）；B　MNNs；C　PEI-MNNs。D　^{CD133}mAb IMNS。荧光纳米体系位于细胞内 DAPI 染色的细胞核周围。U251 细胞 E~H 和 CSCs E′~H′ 与 MNNs、PEI-MNNs 和 ^{CD133}mAb IMNS 孵育的典型 TEM 图像。红色箭头显示纳米体系进入细胞，比例尺=200nm。

5.2.3　^{CD133}mAb IMNS 细胞毒性分析

通过 MTT 评估了所制备的 ^{CD133}mAb IMNS 对胶质母细胞瘤 CSCs 的细胞毒性。如图 5-9 所示，数据显示，在确定的浓度为 $100\mu g/mL$ 时，处理胶质母细胞瘤 CSCs 的细胞增殖没有受到影响。

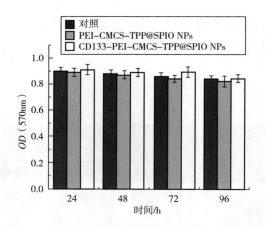

图 5-9　Anti-CD133 mAb 偶联免疫磁性纳米探针处理 CSCs 的生长情况

5.3　^{CD133}mAb IMNS 在胶质瘤干细胞内成像

利用不同浓度的^{CD133}mAb IMNS（0、20μg/mL、40μg/mL、100μg/mL、200μg/mL、400μg/mL）于胶质母细胞 CSCs 及 U251 细胞共培养，评估其作为靶向 MRI 造影剂的潜力，T_2 加权 MRI 模型成像见图 5-10。结果显示，与非靶向纳米颗粒处理的细胞相比，由于 CD133 蛋白受体介导的内吞作用，^{CD133}mAb IMNS 靶向的胶质母细胞瘤 CSCs 和 U251 细胞表现出明显的负对比度增强（信号变暗）。此外，由于胶质母细胞瘤 CSCs 膜表面的 CD133 表达量比 U251 细胞高，经处理的胶质母细胞瘤 CSCs 显示的信号变暗更多。因此，^{CD133}mAb IMNS 可以作为 MRI 成像的造影剂，对目标胶质母细胞瘤 CSCs 进行实时监测。

肿瘤干细胞　　　　　　　　　　　U251细胞

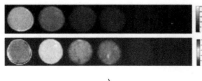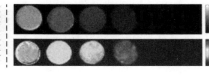

Anti-CD133-PEI-CMCS-TPP@SPIO NPs

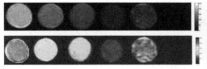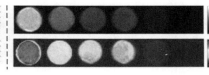

PEI-CMCS-TPP@SPIO NPs

图 5-10　不同浓度 ^{CD133} mAb IMNS 与 CSCs 和 U251 细胞

共培养 4h 后的 T2 加权 MRI 图像

本章小结

（1）成功制备 ^{CD133} mAb IMNS。

（2）^{CD133} mAb IMNS 表现出极低的细胞毒性，且对高表达 CD133 蛋白的胶质母细胞瘤 CSCs 具有较强的靶向作用。

（3）^{CD133} mAb IMNS 成功用于胶质母细胞瘤中 CSCs 的细胞实时内成像。

第三篇 功能化磁性纳米颗粒与抗肿瘤药物的靶向递送及应用

第六章　eMNNS 同步输送基因/化疗药物靶向抑制 GSCs 增殖

胶质瘤干细胞（GSCs）被广泛认为是胶质瘤形成的"种子"细胞，在胶质瘤的发生、发展及复发过程中起到关键作用。本章节旨在构建具有 GSCs 靶向输送 siRNA 及抗肿瘤药物的纳米体系，探索特异性抑制 GSCs 内源凋亡抑制基因 *Survivin* 表达、对 GSCs 增殖的影响及作用机制。研究利用层层自组装的方法，制备具有良好生物相容性及特异靶向性的表皮生长因子（EGF）修饰磁纳米载体（eMNNS），利用其靶向同步输送 *Survivin* siRNA 及抗肿瘤药物（DOX）至 GSCs，建立一种 siRNA 及抗肿瘤药物同步输送的新体系，进一步明确靶向输送的 *Survivin*/DOX siRNA 对胶质瘤干细胞增殖的影响及二者协同作用的关系，并深入分析其作用机制，为进一步开展胶质瘤靶向治疗提供理论参考和思路。

6.1　eMNNS 的构建及表征

6.1.1　eMNNS 的构建

eMNNS 的具体构建方法（图 6-1）如下：

（1）通过化学还原共沉淀的方法合成 Fe_3O_4 纳米颗粒，以 Fe_3O_4 纳米颗粒为前体材料，利用稀盐酸酸化、空气氧化 Fe_3O_4 纳米颗粒的方法合成超顺磁性 γ-Fe_2O_3 纳米颗粒，即 SPIO 纳米颗粒。

（2）利用多聚磷酸钠（TPP）介导的离子凝胶法将羧甲基壳聚糖（CMCS）与之偶联，制备成羧甲基壳聚糖偶联的磁性纳米颗粒（CMCS@SPIO）。

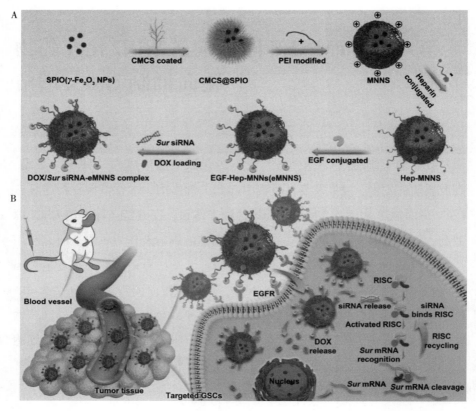

图 6-1　*Survivin*/DOX siRNA-eMNNS 的制备及其作用机制

[本章研究内容源自著者前期发表论文：Mater. Chem. Front. 2020，4：574-588]

（3）利用 EDC/NHS 交联法，将阳离子转染剂聚乙烯亚胺（PEI）进一步修饰 CMCS@ SPIO，合成出 PEI 修饰的磁性纳米颗粒（PEI-MNNS）。

（4）根据静电吸附原理，通过电荷间的相互作用，将负电性肝素（heparin）与 PEI-MNPs 相偶联，制备成肝素化的磁性纳米颗粒（hep-MNNS）。

（5）利用肝素的生长因子结合位点，将 EGF 与肝素化磁性纳米颗粒（hep-PEI-MNPs）连接，制备成 EGF 修饰纳米颗粒（eMNNS）。

6.1.2　eMNNS 的表征

利用透射电子显微镜表征制备纳米颗粒的形貌。结果表明制备的 γ-

Fe_2O_3 颗粒粒径在 5~10nm 之间，有一定的团聚现象，经过羧甲基壳聚糖包被的 $\gamma-Fe_2O_3$ 纳米颗粒（CMCS@SPIO）粒径增大，团聚现象减少（图 6-2A 和 B）。

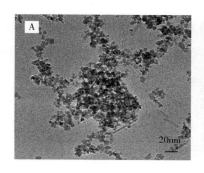
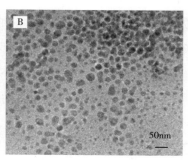

图 6-2　SPIO 及 CMCS@SPIO 纳米颗粒透射电镜的形貌图

A　SPIO 纳米颗粒；B　CMCS@SPIO 纳米颗粒。

利用 ZS90 型激光粒度仪测定纳米复合物在纯水中的粒度分布情况。将制备的纳米复合物稀释至 10~100μg/mL，测定温度 25℃，预热时间 120s，反复测量 3 次各纳米复合物的粒径。分析结果表明：SPIO 的平均水合粒径为 199.1nm。经各层修饰后，纳米颗粒的粒径逐渐增大，TPP-SPIO、MNNS 及 eMNNS 的平均水合粒径分别为 306.5nm、508.5nm 和平均粒径 794.4nm（图 6-3）。

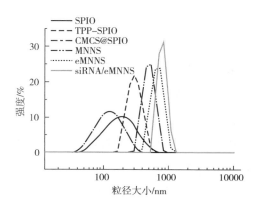

图 6-3　各纳米复合物的粒径分析图

通过红外光谱仪进行结构表征。结果表明：SPIO、CMCS@SPIO、MNNS 及 eMNNS 均在 630cm^{-1} 附近有一个 F—O 键（γ-Fe$_2$O$_3$ 的特征）吸收峰，说明羧甲基壳聚糖的成功包被、PEI 的成功修饰、肝素及 EGF 的成功偶联在 SPIO 纳米颗粒上（图 6-4A）。

通过振动样本磁强计表征各纳米颗粒的磁性。结果表明：SPIO、CMCS@SPIO 及 MNNS 的磁化曲线都呈现对称的"S"型曲线，饱和磁化强度（Ms）分别为 56.0emu/g、47.8emu/g、45.5emu/g（图 6-4B），且矫顽力都非常小，符合超顺磁性材料的特性。

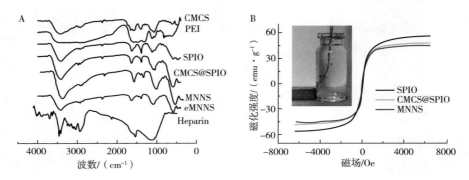

图 6-4　制备纳米复合物的结构及磁性分析

A　合成各纳米颗粒的 FT-IR 光谱图；B　MNNS 在 300K 时的磁滞回线图。

利用茚三酮与 PEI 的颜色反应测定偶联 MNNS 的 PEI 含量。PEI 与茚三酮颜色反应测得标准曲线（图 6-5A），经过拟合，最佳拟合公式为 $y = 1.02279 \times 10^{-5}x^2 - 1.67338 \times 10^{-5}x + 0.0187$，$R^2 = 0.9986$，说明拟合程度较好。根据测得的 CMCS@SPIO 及 PEI-CMCS@SPIO NPs 吸光度值（图 6-5B），计算得 MNNS 偶联的 PEI 量为（20.58±0.09）%。

此外，利用紫外分光光度计检测了 MNNS 和 eMNNS 在 DI 水、PBS、RPMI-1640 培养基中的稳定性与磁响应性能。结果表明：在磁场作用下，MNNS 和 eMNNS 均 10min 内即可达到 95% 以上的透光度，并在此后基本保持不变；而无外加磁场时，溶液的悬浮性基本没有变化，说明制备的载体材料在不同的介质中均具有良好的磁响应性和悬浮稳定性（图 6-6）。

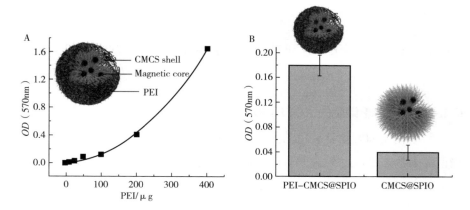

图 6-5 MNNS 偶联 PEI 含量检测

A PEI 标准曲线的拟合图;B CMCS@SPIO 及 PEI-CMCS@SPIO NPs 显色反应的吸光度。

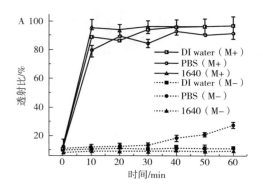

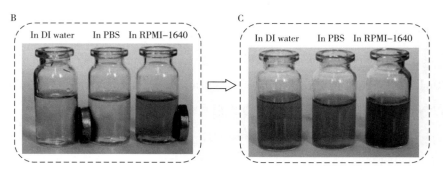

图 6-6 eMNNS 在不同溶剂的悬浮稳定性和磁响应性能

A eMNNS 在不同介质中的稳定性(M+表示有外加磁场,M-表示无外加磁场);B 和 C eMNNS 的磁力响应性能和悬浮性能。

6.2　eMNNS 的靶向性、细胞毒性及生物相容性研究

6.2.1　胶质瘤干细胞的 EGFR 表达水平

利用免疫细胞化学染色的方法，检测 U251 来源的胶质瘤干细胞 EGFR 蛋白的表达水平。结果表明：胶质瘤干细胞高表达 EGFR（图 6-7），从而为 EGF 靶向载体提供特异性结合部位。

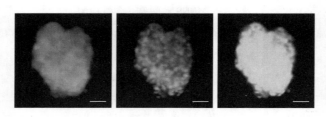

图 6-7　胶质瘤干细胞免疫细胞化学 EGFR 荧光表达检测

从左至右依次是：EGFR 荧光表达图、DAPI 复染细胞核图及复合图。标尺 = 100μm。

6.2.2　eMNNS 靶向性分析

为检验 MNNS 和 eMNNS 细胞靶向情况，利用异硫氰酸罗丹明（RBITC）对 MNNS 和 eMNNS 进行荧光标记，具体标记方法如下：

分别取 2mg MNNS 和 eMNNS 溶于 pH 为 8.5 的硼酸缓冲液中，加入 20μL 的 RBITC（溶解在 DMSO 中，1mg/mL），常温振荡 4h，制得 RBITC-MNNS 和 RBITC-MNNS，PBS 洗 3 次后在荧光显微镜下观察、拍照。

以 20μg/mL RBITC-MNNS 和 RBITC-MNNS 与 GSCs 共孵育 6h，用 Hoechst 33258 染核 15min，用 PBS 清洗 3 次，并在荧光显微镜下观察并采集图像。

结果表明：MNNS 和 eMNNS 均能成功进入细胞，由于 EGF 引导的主动靶向作用，eMNNS 更加容易进入细胞，从而使 eMNNS 呈现出更加强烈

的红色荧光（图 6-8）。

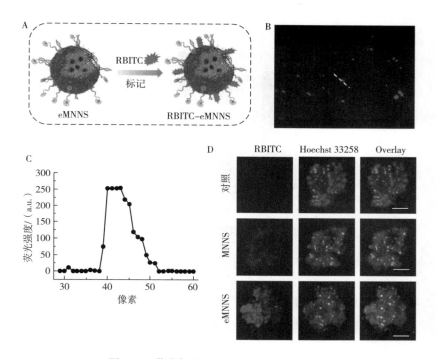

图 6-8　荧光标记 eMNNS 及细胞吸收分析

　　A　RBITC 标记 eMNNS 示意图；B　RBITC-eMNNS 荧光图；C　Image-Pro Plus© 6.0 软件分析的 eMNNS 线性荧光强度；D　RBITC-MNNS 与 RBITC-eMNNS 在 GSCs 细胞的靶向吸收和分布。标尺 = 100μm。

6.2.3　eMNNS 的细胞毒性分析

　　采用 MTT 法评价 MNNS 和 eMNNS 的细胞毒性，设置未处理的胶质瘤干细胞为对照。结果表明：与对照组相比，MNNS 和 eMNNS 均未显示出明显的细胞毒性。随着培养时间的不断延长，三组细胞的增殖能力均有所下降，且 eMNNS 对细胞的毒性比 MNNS 要弱一些，和对照组比较接近。推测 PEI 带有非常强烈的正电荷对细胞结构有一些破坏作用，而显示出 PEI 包被的磁性纳米颗粒有微弱的毒性，而 eMNNS 中的 Heparin 和

EGF 可以减弱这种细胞毒性，表明 EGF 功能化纳米载体具有良好的生物相容性（图 6-9）。

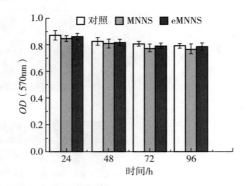

图 6-9   MTT 法分析 MNNS 和 eMNNS 的细胞毒性

6.2.4   eMNNS 生物相容性分析

药物载体不能产生溶血性，是生物相容性的重要标志之一，因此，采用溶血实验检测 eMNNS 的生物相容性，具体方法如下：

（1）用肝素作为抗凝剂，收集人新鲜血液（5mL），在 4℃ 下离心 10min（1000r/min），弃去上清液。

（2）将血细胞用生理盐水（0.9% NaCl）洗涤，即获得红细胞（RBCs），用适量的生理盐水（0.9%）稀释红细胞悬浮液到 2%。

（3）将 1mL RBC 悬浮液（2%）加入不同浓度（10～200μg/mL）的 eMNNS 溶液中，将样品离心 1min（3000r/min）。

（4）在室温下稳定 3h 后，收集上清液，使用紫外可见分光光度计在 540nm 处测量吸光度，判断 eMNNS 对红细胞的溶血水平。分别用 1mL RBC 悬浮液（2%）加生理盐水、去离子水作为阴性和阳性对照。

研究结果表明：与阳性对照相比，eMNNS 在不同测定浓度下几乎无溶血作用。在最大浓度（200μg/mL）下，eMNNS 的溶血率为 1.04%（图 6-10），远低于国标要求的 5% 的溶血率，表明：eMNNS 在测定的浓度范围内具有良好的血液相容性，能够用于深入的研究。

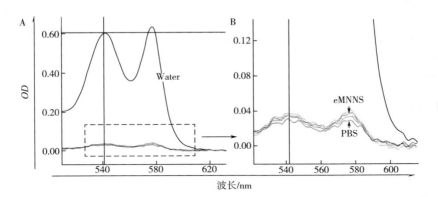

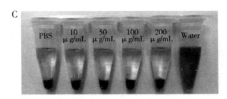

图 6-10 eMNNS 溶血性分析

A 各浓度 eMNNS 溶血性分析；B 放大的紫外吸收光谱；C 各浓度 eMNNS 与 RBCs 共孵育 3h 的溶液状态。

6.3 负载 *Sur* siRNA/DOX 的 eMNNS 对 GSCs 增殖的影响

6.3.1 eMNNS 装载 DOX 及载药量测定

采用直接吸附的方法装载 DOX，eMNNS 和 DOX（M/M 为 1∶1）分别分散于 PBS（pH7.4）缓冲液中，室温震荡孵育 24h，即得 DOX-eMNNS，冷冻干燥后 4℃保存备用。载药量测定方法如下：

（1）绘制 DOX 标准曲线。称取 1mg DOX 用 DDW 配制成 1mg/mL 的溶液。取 6 个 1.5mL EP 管并编号 1-6 号，依次加入上述配制的 DOX 溶液 0、

20 次、40 次、60 次、80 次、100 次、120 次加，然后补加 DDW 至 1mL，充分混匀后，用微孔板分光光度计测量 480nm 处吸光度并绘制标准曲线。

（2）DOX-eMNNS 的裂解：将 5mg DOX-eMNNS 于 4.5mL EP 管中，用 1mol/L HCl 定容至 4mL，置于振荡器上振荡 5h。然后 1000r/min 离心、磁沉，480nm 测上清液的吸光度。每组重复 3 次。根据式（6-1），计算得 DOX-eMNNS 载药量为 3.86%。

$$载药率（\%）= \frac{W_s}{W_o + W_s} \times 100\% \qquad (6-1)$$

式中：W_s 为 DOX-eMNNS 中装载的 DOX 总质量，W_o 为投入的 eMNNs 总质量。

6.3.2 eMNNS 装载 *Sur* siRNA

（1）设计并转录合成特异性 *Survivin* siRNA 基因抑制 GSCs 增殖，*Sur* siRNA/FAM *Sur* siRNA 序列如下：

Sense：5'-CACCGCAUCUCUA CAUUCATT-3'；

Antisense：5'-UGAAUGUAGAGAUGCGGUGTT-3'；

对照：Sense：5'-UUC UCC GAA CGU GUC ACG UTT-3'；

Antisense：5'-ACG UGA CAC GUU CGG AGA ATT-3'。

为了确定 eMNNS 是否能够成功装载 siRNA，并进一步确定 siRNA 的结合比例，我们进行定性的凝胶阻滞分析和定量的 RNA 浓度测定。在 RNA 浓度测定中，每个样本均使用 40 pmol siRNA，加入不同量的 MNPs 和结合有不同量 Heparin 的 eMNNS（Heparin 量为 MNPs 质量的 1/20 和 1/50）。

图 6-11A 表明：40 pmol siRNA 需要 6μg eMNNS，eMNNS+1/50Heparin 不影响 siRNA 结合，但是 eMNNS+1/20Heparin 会影响 siRNA 结合，造成 siRNA 结合量降低。凝胶电泳图中 a、b、c、d、e 和 f 是 40 pmol siRNA 加入 0、2μg、4μg、6μg、8μg 和 10μg 的 eMNNS（图 6-11B）。因此后期实验中，使用 eMNNS+1/50Heparin、siRNA 按照每 6μg eMNNS 结合 40 pmol siRNA 的比例进行装载 siRNA，最终制备得到 *Sur* siRNA/DOX 的 eMNNS。

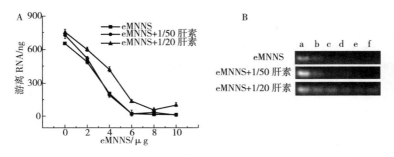

图 6-11　eMNNS 装载 *Sur* siRNA 能力检测

A　siRNA 与 MNPs 结合能力分析；B　凝胶阻滞分析。

（2）转染胶质瘤干细胞。将胶质瘤干细胞培养至每个球大约 10 个细胞时，按照 10μg/mL FAM-siRNA 加入各治疗体系，24h 后更换新鲜的 DMEM 培养基，观察转染情况。图 6-12 结果表明：MNNS 和 eMNNS 均能够介导 FAM-siRNA 进入靶细胞，由于 HB-EGF 主动靶向作用，使 eMNNS 具有更高的转染效率。

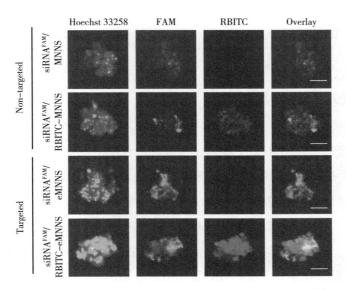

图 6-12　非靶向 MNNS 和靶向 eMNNS 转染 FAM-siRNA 分析

RBITC-MNNS，siRNA[FAM]/MNNS，及 siRNA[FAM]/RBITC-MNNS 处理的 GSCs。FAM-siRNA（绿），RBITC-MNNS/eMNNS（红），Hoechst 33258 复染（蓝）。

6.3.3 处理 GSCs 对其增殖能力的影响

利用 20μg/mL 的 *Survivin* siRNA/DOX eMNNS 处理肿瘤干细胞，用 MTT 法检测 *Sur* siRNA/DOX eMNNS 对 GSCs 增殖能力的影响。与对照（未处理的 GSCs）、单独转染 *Sur* siRNA 相比，*Sur* siRNA/DOX eMNNS 处理后，GSCs 增殖能力明显下降（图 6-13）。

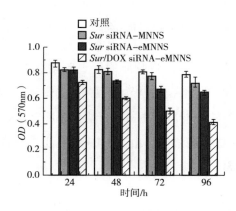

图 6-13　转染 *Sur* siRNA/DOX eMNNS 对 GSCs 增殖能力的影响

6.3.4 处理 GSCs 的凋亡情况

利用荧光染料 Hoechst 33258 检测各模式处理 GSCs 后的凋亡情况。Hoechst 33258 为非嵌入性荧光染料，可以和染色质中富含 AT 的 DNA 区域结合，从而可以在荧光显微镜下观察肿瘤干细胞在处理后的细胞核形态的变化。将肿瘤干细胞培养至每个球大约 10 个细胞时，按照 20μg/mL 加入各处理模式，24h 后更换新鲜的 DMEM 培养基，培养至肿瘤球大约含有 200 个细胞时，Hoechst 33258 染色。图 6-14 结果显示：对照组细胞核饱满，无明显的皱缩现象；经 *Sur* siRNA-MNNS、*Sur* siRNA-eMNNS 和 *Sur* siR-NA/DOX-eMNNS 处理的 GSCs 细胞，均出现了细胞核数量减少、且核有不同程度的皱缩及破碎，证实有细胞发生凋亡。其中经 *Sur* siRNA/DOX *Sur* siRNA-eMNNS 处理的 GSCs 细胞，凋亡情况尤为明显。表明 DOX 和 *Sur* siRNA 的联合使用，能够起到了协同治疗效果。

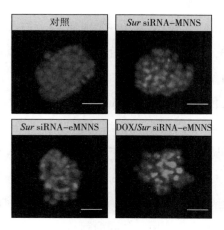

图 6-14　各转染模式处理对 GSCs 凋亡的影响

Hoechst 33258 染色细胞核，标尺 = 100μm。

6.3.5　处理 GSCs 的凋亡相关因子表达

采用 RT-PCR 方法检测 Sur siRNA/DOX eMNNS 处理 GSCs 后，GSCs 细胞中 caspase-3、bcl-2、survivin、Bax 等凋亡相关因子表达的影响。RT-PCR 分析结果表明：Sur siRNA/DOX eMNNS 处理后，GSCs 细胞中凋亡因子 caspase-3、Bax 表达水平上升、抗凋亡因子 Bcl-2、survivin 表达水平下降（图 6-15）。

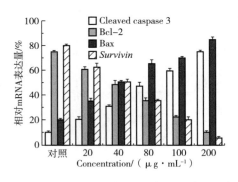

图 6-15　Sur siRNA/DOX eMNNS 对 GSCs 凋亡相关基因水平表达的影响

6.3.6 处理 GSCs 对细胞周期的影响

将 GSCs 培养至每个球大约 10 个细胞时，按照 20μg/mL 加入 *Sur* siRNA/DOX eMNNS，分别收集处理后的 GSCs，同时设置未处理的 GSCs 作为对照。将收集的细胞用 70% 乙醇固定，50μg/mL 的 PI 染色，用 BD FACSCalibur 收集染色信号并用 ModFit 进行周期分析。

载体 eMNNS 组与空白组相比，细胞周期各期几乎没有变化；DOX-eMNNS 组的 S 期明显增加，这是由于 DOX 插入到 DNA 阻滞 DNA 复制和合成；*Sur* siRNA/DOXeMNNS 组中 S 期和 G2 期细胞均有增加，是因为 DOX 将 GSCs 的细胞周期阻滞在 S 期，而 *Sur* siRNA 将细胞周期阻滞在 G2M 期，说明两种药物发挥联合作用、共同抑制 GSCs 的细胞周期（图 6-16）。

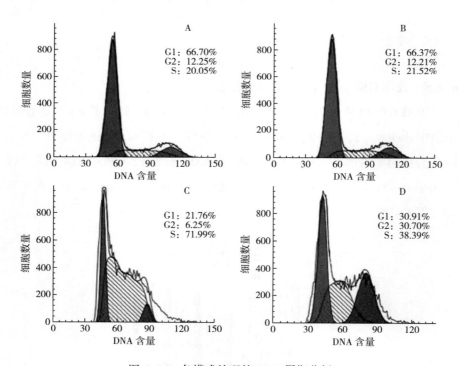

图 6-16　各模式处理的 GSCs 周期分析

A　对照（未处理的细胞）；B　eMNNS 处理细胞；C　DOX-eMNNS 处理细胞；D　*Sur* siR-NA/DOX eMNNS 处理细胞。

6.4　负载 *Sur* siRNA/DOX 的 eMNNS 对体内胶质瘤的影响

6.4.1　建立胶质瘤动物模型

实验动物为 4~6 周龄 BALB/c 裸鼠，随机分组，按照相关规定饲养于实验动物中心。将处于对数生长期的胶质瘤干细胞制备成细胞悬液，接种于裸鼠胸肋部皮下，每天观察裸鼠健康状况和行为，并用游标卡尺测量肿瘤体积，至第 21 天模型建成。

6.4.2　体内负载 *Sur* siRNA/DOX eMNNS 的药效

第 21 天开始干预（模型已建成），试验中设置对照组、*Sur* siRNA MNNS、*Sur* siRNA/DOX eMNNS 治疗组，接种两周后，处死全部裸鼠，解剖、剥离瘤体，进行检测瘤体体积。结果显示：非靶向 *Sur* siRNA MNPs 抑瘤效果不明显、而靶向 *Sur* siRNA/DOX eMNNS 靶向治疗组在体内可显著抑制胶质瘤的生长，肿瘤体积最小（图 6-17）。

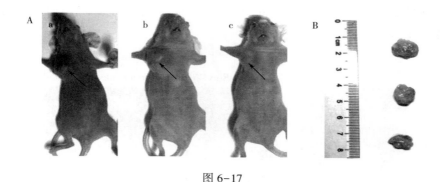

图 6-17

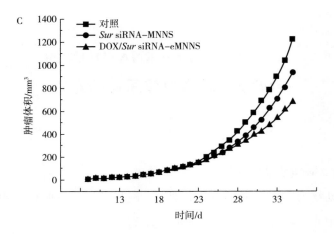

图 6-17　*Sur* siRNA/DOX eMNNS 靶向抑制体内胶质瘤生长

A　a~c 分别为对照组、*Sur* siRNAeMNNS 处理组、*Sur* siRNA/DOX eMNNS 处理组；B　解剖后的瘤体；C　肿瘤生长曲线

6.4.3　免疫组化分析瘤组织结构

接种两周后处死裸鼠后，取部分瘤组织制作病理切片，HE 染色观察瘤组织结构。

图 6-18 结果显示：与对照组和 *Sur* siRNA MNPs 相比，*Sur* siRNA/DOX eMNNS 组的肿瘤组织，真皮浅层单一核细胞浸润，巢状分布的瘤细胞团明显减少，分析表明 *Sur* siRNA/DOX eMNNS 可抑制体内胶质瘤增殖。

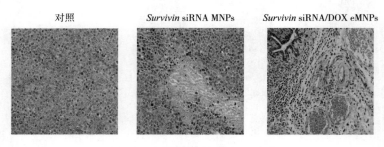

图 6-18　裸鼠肿瘤组织 HE 染色

本章小结

（1）成功构建 eMNNS，并对其粒径、形貌、结构、稳定性等进行了表征。

（2）明确 eMNNS 具有高的生物安全性，且对 GSCs 具有较高的靶向性。

（3）设计并转录 *Survivin* 特异性 siRNA 基因抑制系统；系统地研究负载 *Sur* siRNA/DOX 纳米载体能够特异性沉默 GSCs 内源性 *Survivin* 基因的表达，靶向抑制其增殖、诱导其凋亡及阻滞其细胞周期进程等抑制 GSCs 增殖的机制。

（4）建立胶质瘤模型，分析了 eMNNS 载药后对胶质瘤增殖的体内抑制作用，明确了 eMNNS 载药后能够使肿瘤体积明显减小。

第七章 ^{RGD}SPIO@MSN装载 DOX促肝癌细胞凋亡的效应

RGD肽（精氨酸—甘氨酸—天冬氨酸，Arg—Gly—Asp）是一种广泛存在于生物体内的可溶性多肽。既往研究表明肿瘤血管内皮细胞高度表达 $\alpha_v\beta_3$ 整合素，而RGD肽是 $\alpha_v\beta_3$ 整合素的结合序列，因此，使其能成为靶向肿瘤细胞输送治疗药物的效应分子。然而，相对半衰期极短的内源线性RGD肽，含有两个二硫键的环化RGD肽具有更稳定的结构和更强的亲和性，利用RGD环肽修饰纳米载体可以有效提高肿瘤细胞对纳米载体的吸收。基于此，本章节构建以SPIO为核心的介孔硅纳米载体（SPIO@MSN NPs），利用RGD环肽进行功能化修饰（^{RGD}SPIO@MSN），实现靶向人肝癌HepG2细胞递送抗肿瘤药物阿霉素（DOX），达到精准且安全有效治疗的目的，具体过程如图7-1所示。

7.1 ^{RGD}SPIO@MSN NPs的制备与表征

7.1.1 ^{RGD}SPIO@MSN NPs的制备

首先采用化学共沉淀法制备超顺磁性 γ-Fe_2O_3 NPs作为磁核（SPIO NPs）；采用改进的Stöber法将SPIO NPs与大孔径的介孔硅壳封装起来，制备磁性介孔硅（SPIO@MSN NPs）；然后使用3-氨丙基三乙氧基硅烷（APTES）对磁性介孔硅进行胺化得到 NH_2-SPIO@MSN NPs；将 NH_2-SPIO@MSN NPs与双功能交联剂sulfo-SMCC偶联，并使用Trant's Reagent将环状RGD肽硫醇化，通过将sulfo-SMCC交联的SPIO@MSN NPs与硫醇化RGD环肽共轭，形成RGD环肽靶向磁性介孔纳米载体（^{RGD}SPIO@MSN NPs）。

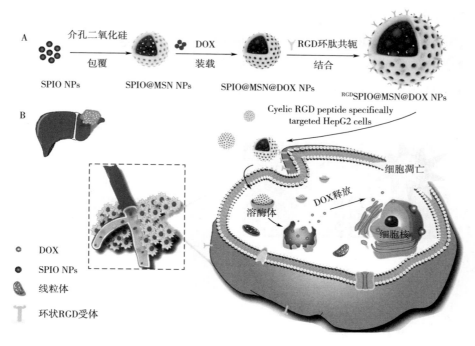

图 7-1 ᴿᴳᴰSPIO@ MSN 靶向肝癌 HepG2 细胞递送 DOX 示意图

A ᴿᴳᴰSPIO@ MSN@ DOX NPs 的合成过程；B 识别肝癌细胞表面的环状 RGD 肽受体，对肝癌 HepG2 细胞的特异性靶向递送 DOX，促进 HepG2 细胞的凋亡。

[本章研究内容源自著者前期发表论文：Pharmaceutics 2023，15，276]

7.1.2 ᴿᴳᴰSPIO@MSN NPs 的表征

利用透射电子显微镜分析 SPIO@ MSN NPs 的形貌，图 7-2A 可见其呈核壳结构，且介孔硅壳层有明显的沟槽和介孔通道，颗粒大小为 50 ~ 60nm，分布均匀；使用 Malvern 激光粒度仪测量纳米材料的电位（图 7-2B）和粒径（图 7-2D），结果显示 SPIO NPs 和 SPIO@ MSN NPs 的 zeta 电位分别为 -6.79mV 和 -13.4mV 左右，表面带负电。NH_2-SPIO@ MSN NPs 的电位约为 7.8mV，经 RGD 修饰后，ᴿᴳᴰSPIO@ MSN NPs 的电位下降到 2.46mV，分析可能是环状 RGD 肽在超纯水中带负电造成的。SPIO、SPIO@ MSN、NH_2-SPIO@ MSN 和ᴿᴳᴰSPIO@ MSN 的平均水合粒径逐渐增大，分别为

11

180.1nm、280.6nm、285.3nm 和 334.8nm；采用 Barrett－Joyner－Halenda（BJH）和 Brunauer-Emmett-Teller（BET）方法，通过 N_2 吸收—解吸技术检测 SPIO@ MSN NPs 的孔径和比表面积（SSA），图 7-2C 显示 SPIO@ MSN NPs 的 SSA 为 1111.89m²/g，孔径为 4.63nm，符合介孔纳米材料的标准。

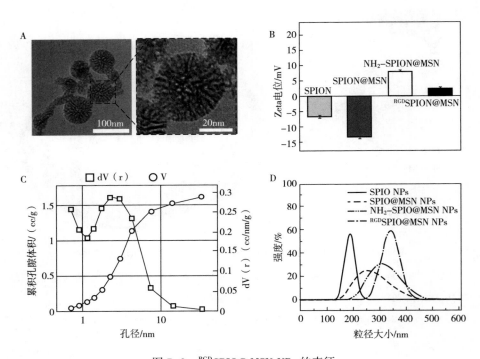

图 7-2　^{RGD}SPIO@ MSN NPs 的表征

A　SPIO@ MSN NPs 的 TEM 图像；B　SPIO NPs、SPIO@ MSN NPs、NH_2-SPIO@ MSN NPs 和^{RGD}SPIO@ MSN NPs 的 Zeta 电位；C　SPIO@ MSN NPs 的氮气吸附曲线；D　SPIO NPs、SPIO@ MSN NPs、NH_2-SPIO@ MSN NPs 和^{RGD}SPIO@ MSN NPs 的粒径分析。

通过傅里叶变换红外光谱研究各纳米颗粒的结构组成。如图 7-3A 所示，^{RGD}SPIO@ MSN NPs 在 630cm⁻¹ 左右的峰对应于 Fe—O 振动带；在 3435 和 1625cm⁻¹ 的吸收峰分别表示吸附水的 O—H 拉伸和变形振动；1081、460 和 930cm⁻¹ 处的峰值分别归属于 Si—O—Si（拉伸振动峰）、Si—O—Si（弯曲振动峰）和 Si—OH（弯曲振动峰）；NH_2-SPIO@ MSN NPs 的 FT-IR

谱包含 N—H （1560cm^{-1}） 相关信号；在 ^{RGD}SPIO@MSN NPs 的 FT-IR 谱中，观察到 N—H 弯曲的特征峰减弱，表明 SPIO@MSN NPs 和 RGD 肽是通过胺基结合的；使用 X 射线衍射（XRD）检查其晶体结构，SPIO NPs（γ-Fe$_2$O$_3$） 的 XRD 图谱（图 7-3B）显示 2θ 角的特征衍射峰为 30.2°、35.5°、43.2°、53.8°、57.1°和 62.7°，与 γ-Fe$_2$O$_3$（220）、（311）、（400）、（422）、（511） 和 （440） 平面相对应（Maghemit-Q，卡片号 25-1402）。此外，SPIO@MSN NPs 在 SPIO NPs 的确切位置上产生了一个微弱的特征衍射峰，分析是包覆介孔硅层的缘故。这些结果证实：具有核壳结构的 SPIO@MSN NPs 制备成功。

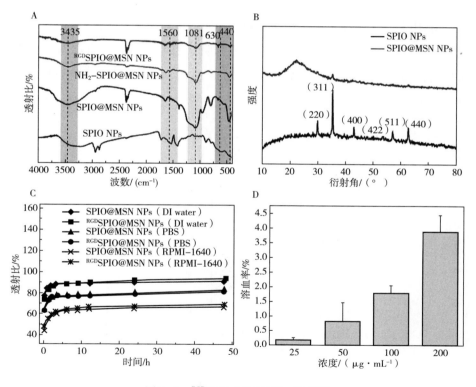

图 7-3 ^{RGD}SPIO@MSN NPs 的表征

A 各纳米颗粒的 FT-IR 光谱图；B SPIO NPs 和 SPIO@MSN NPs 的 XRD 图；C SPIO@MSN NPs 和 ^{RGD}SPIO@MSN NPs 在去离子水、PBS 和 RPMI-1640 溶液中的稳定性；D ^{RGD}SPIO@MSN NPs 的血液相容性分析。

利用紫外法分光光度计测定各纳米颗粒在去离子水、磷酸盐缓冲溶液及 1640 细胞培养液中的稳定性。如图 7-3C 所示，SPIO@ MSN NPs 和[RGD]S-PIO@ MSN NPs 在 3 种介质中，48h 以上能保持稳定；通过溶血率测试[RGD]SPIO@ MSN NPs 的生物相容性。如图 7-3D 所示，当[RGD]SPIO@ MSN NPs 的浓度达到 200μg/mL 时，其溶血率为 3.89%，低于 5%，说明该纳米载体具有良好的生物相容性。

7.2　[RGD]SPIO@ MSN NPs 细胞毒性和靶向性分析

利用 MTT 实验评估[RGD]SPIO@ MSN NPs 处理 HepG2 细胞的存活率，以研究该纳米复合材料的细胞毒性。结果表明：随着[RGD]SPIO@ MSN NPs 浓度的增加，细胞存活率没有明显变化，说明[RGD]SPIO@ MSN NPs 具有较高的生物安全性（图 7-4）。

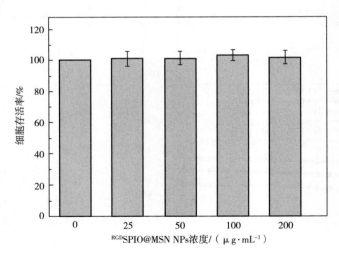

图 7-4　[RGD]SPIO@ MSN NPs 处理 24h 后的细胞活力

利用荧光染料 RBITC 标记各纳米颗粒（图 7-5）将 RBITC 标记的 SPIO@ MSN NPs 和[RGD]SPIO@ MSN NPs 与 HepG2 细胞分别孵育 4h，利用倒

置荧光显微镜检测细胞的吸收情况。从荧光图（图 7-5A 和 B）可以看出，与非靶向组 RBITC-SPIO@MSN NPs 相比，靶向组 RBITC-^{RGD}SPIO@MSN NPs 处理细胞的红色荧光强度明显增强，说明 RGD 环肽修饰能够显著提高 SPIO@MSN NPs 的靶向性能。

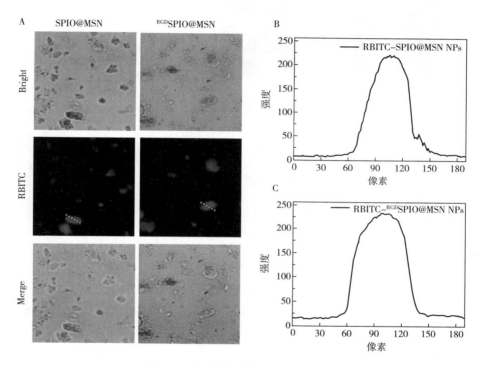

图 7-5 各纳米颗粒的 RBITC 标记

A RBITC-SPIO@MSN NPs 和 RBITC-^{RGD}SPIO@MSN NPs 的荧光图像；B 和 C 使用软件 Image-Pro Pluss 6.0 分析对应的线性荧光强度。

通过流式细胞仪检测 SPIO@MSN NPs 和 ^{RGD}SPIO@MSN NPs 被 HepG2 细胞吸收的情况。^{RGD}SPIO@MSN NPs 组细胞对 NPs 的吸收率高于 SPIO@MSN NPs 组，进一步证实 RGD 的良好靶向能力（图 7-6C 和 D）。以上结果表明：纳米载体可以成功进入 HepG2 细胞，用 RGD 环肽修饰可以明显提高纳米载体的靶向能力。

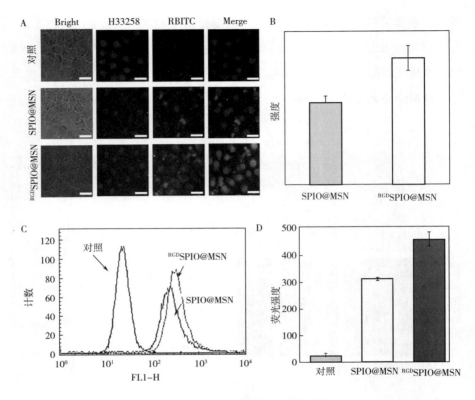

图 7-6　各纳米颗粒的细胞吸收分析

　　A　RBITC 标记的 SPIO@ MSN NPs 和[RGD]SPIO@ MSN NPs 处理 HepG2 细胞 24h 的荧光图像，Hoechst 33258 标记细胞核，比例尺 = 20μm；B　相应的荧光定量分析；C　用 RBITC 标记的纳米颗粒处理 HepG2 细胞 4h 后，流式细胞仪检测细胞摄取情况；D　相应的荧光定量分析。

7.3　[RGD]SPIO@MSN NPs 药物装载及载药性能分析

　　鉴于[RGD]SPIO@ MSN NPs 优异的孔径结构、稳定性、生物相容性及靶向性能，以化疗药物阿霉素（DOX）为模型药物，验证该纳米载体的药物装载性能。

　　将氨基化的 SPIO@ MSN NPs 重悬于 PBS （0.01mol/L，pH 7.4）溶液

中，随后以 1∶1 的质量比加入 DOX，混合物室温振荡 24h，通过磁分离制得 SPIO@MSN@DOX NPs，用无菌 PBS 洗涤 3 次。根据 7.1.1 制备方法，将 RGD 环肽与 SPIO@MSN@DOX NPs 偶联。利用紫外可见分光光度计在 480nm 处测量上清液的吸光度，根据式（7-1）计算 DOX 的药物载药量：

$$\text{载药率（\%）} \frac{W_S}{W_O + W_S} \times 100\% \qquad (7-1)$$

式中：W_s 为 SPIO@MSN@DOX NPs 中载入的 DOX 总质量，W_o 为投入的 SPIO@MSN NPs 的总质量。

利用紫外分光光度计测量不同浓度 DOX 的吸光度，得到 DOX 的标准曲线如图 7-7 所示，根据 DOX 的标准曲线和计算公式，确定 DOX 的负载浓度约为 6.89%。

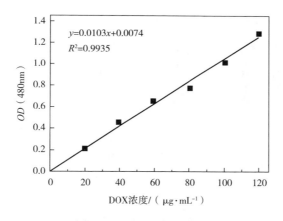

图 7-7　DOX 的标准曲线

7.4 ᴿᴳᴰSPIO@MSN@DOX NPs 促 HepG2 细胞凋亡的效应

通过 MTT 法初步考察ᴿᴳᴰSPIO@MSN@DOX NPs 对肝癌细胞增殖的影响。将细胞以 1×10^4 个/mL 的密度接种在 96 孔板中，待细胞长至指数增长期，使用不同浓度的游离 DOX 及 ^{RGD}SPIO@ MSN@ DOX NPs 孵育 HepG2 细胞 24h，加入 MTT 溶液处理细胞后，于 490nm 处测得吸光度，计算细胞存活率。

如图 7-8 所示，DOX 浓度达到 40μg/mL 时，细胞存活率 62.48%。当 ^{RGD}SPIO@ MSN@ DOX NPs 浓度为 25μg/mL 时，DOX 浓度仅为 1.7225μg/mL，细胞存活率为 40.29%。结果表明：^{RGD}SPIO@ MSN NPs 可以实现抗肿瘤药物的靶向递送，并使药物在肿瘤部位富集，从而发挥强大的杀伤癌细胞，使癌细胞存活率下降的作用。

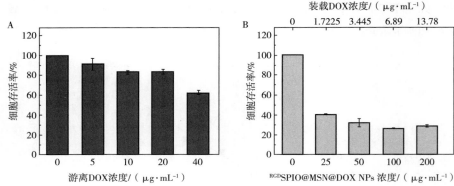

图 7-8 ^{RGD}SPIO@ MSN@ DOX NPs 对 HepG2 细胞增殖能力的影响

A 游离 DOX 和 B ^{RGD}SPIO@ MSN@ DOX NPs 与 HepG2 细胞共孵育 24 h 后的细胞活力。

活性氧（ROS）是体内有氧代谢的产物，参与脂质过氧化、DNA 链断裂、蛋白质修饰和变性，影响细胞内信号转导和基因表达。许多研究表明，细胞内 ROS 的水平与细胞凋亡密切相关。利用 ROS 荧光探针 DCFH-DA 标记 SPIO@ MSN NPs 和 ^{RGD}SPIO@ MSN NPs 孵育过的细胞，并使用流式细胞仪进行检测，以探索制备的纳米颗粒对细胞内 ROS 的影响。

如图 7-9 所示，与对照组相比，用 SPIO@ MSN NPs、^{RGD}SPIO@ MSN NPs 和 ^{RGD}SPIO@ MSN@ DOX NPs 处理 24 h 细胞中 ROS 水平明显增高。其中，^{RGD}SPIO@ MSN NPs 组的荧光强度较 SPIO@ MSN NPs 组强，说明 RGD

环肽的靶向作用有利于^{RGD}SPIO@ MSN NPs 在肿瘤细胞中积聚。且^{RGD}SPIO
@ MSN@ DOX NPs 处理组细胞内 ROS 水平最高，表明纳米载体能够与化疗
药物达到协同杀伤癌细胞的效果。

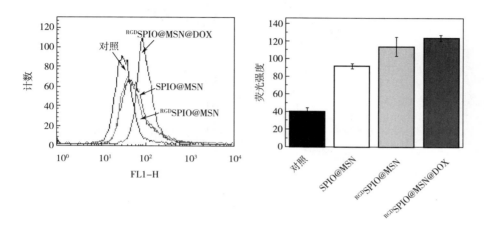

图 7-9　不同处理对 HepG2 细胞 ROS 的影响

　　A　流式细胞仪分析各模式处理 HepG2 细胞 24h 后细胞内 ROS 水平；B　对应的荧光定量
分析。

　　采用 Annexin V-FITC/PI 细胞凋亡试剂盒来评估各模式处理后 HepG2
细胞的凋亡效果。结果显示：SPIO@ MSN NPs、^{RGD}SPIO@ MSNNPs 处理组
的正常细胞百分比与未处理的细胞相比没有明显差异，说明这些纳米载体
对 HepG2 细胞没有明显的毒性。而^{RGD}SPIO @ MSN @ DOX NPs 处理的
HepG2 细胞，细胞存活率为 67.38%，说明 RGD 环肽修饰的载药体系可以
精确靶向 HepG2 细胞运输抗肿瘤药物并大量积累，促使 HepG2 细胞发生
凋亡（图 7-10）。

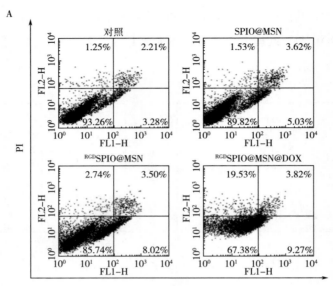

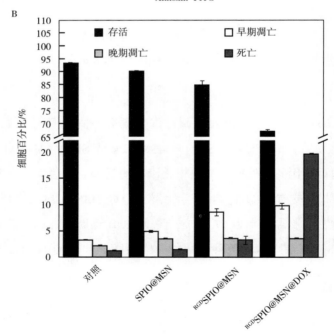

图 7-10　各模式处理后 HepG2 细胞的凋亡检测

A　流式细胞仪检测各模式处理的 HepG2 细胞凋亡分析；B　相应的荧光定量分析。

本章小结

（1）成功合成^{RGD}SPIO@ MSN NPs，该体系具有优良稳定性、生物相容性及较高的肝癌细胞靶向能力。

（2）^{RGD}SPIO@ MSN NPs 具有较高的药物装载能力。

（3）^{RGD}SPIO@ MSN@ DOX NPs 能够显著抑制 HepG2 细胞增殖并促进其发生凋亡，从而实现有效治疗肝肿瘤的目的。

第八章　HA 修饰 FMNPs 双载基因/药物抑制乳腺癌细胞增殖

乳腺癌是女性最常见的浸润性恶性肿瘤之一，也是女性癌症死亡的第二大凶手。随着纳米技术和乳腺癌治疗研究的不断深入和交叉，基于纳米材料的新型乳腺癌治疗技术和手段将发展为乳腺癌临床靶向治疗的新型研究平台。聚合物载药纳米体系近年来在乳腺癌治疗中被广泛关注，但在精准靶向性、血液循环稳定性及免疫逃逸等关键问题方面仍存在很大的挑战性。本章针对乳腺癌细胞表面高表达 CD44 受体，构建一种透明质酸（HA）修饰功能化磁性纳米颗粒（HA-FMNPs）的双载 PTX/*Beclin* 1 siRNA（si*Beclin*）的聚合物纳米载药体系（HA-FMNPs-PTX-si*Beclin*），以实现精准靶向调控乳腺癌增殖的效果。研究以乳腺癌 MCF-7 细胞作为研究对象，以 FMNPs 为载体，结合 siRNA 技术，同步装载抗肿瘤药物紫杉醇（PTX）及小干扰自噬相关基因 si*Beclin*。将其靶向输送至乳腺癌 MCF-7 细胞，深入研究该体系对乳腺癌 MCF-7 细胞生长的协同抑制效应及其作用机制，以丰富乳腺癌治疗的基础理论，为寻找乳腺癌治疗新方法提供理论依据和参考模型。

8.1　HA-FMNPs 的制备及表征

8.1.1　MNPs 的制备

MNPs 即 γ-Fe_2O_3 纳米颗粒，制备方法，如本书 2.1.1 所述。

8.1.2　PLGA-PTX-MNPs 的制备

利用乳液挥发法将 PTX 与聚乳酸—羟基乙酸共聚物（PLGA）包被于

MNPs 表面，制备 PTX-PLGA-MNPs 磁纳米载药体系。具体步骤如下：

（1）称取 1mg 的 PTX 溶于 1mL 的二氯甲烷中（有机相）。

（2）加 3mL MNPs 悬浮液（6mg/mL）于 4.5mL 离心管内，再称取 50mg 的 PLGA 置于离心管内。

（3）取细颈瓶加入 10mL3% 聚乙烯醇（PVA），将离心管内的混合液剧烈摇动后，加入细颈瓶内，超声乳化 10min（功率 500W）。

（4）用胶头滴管边搅拌边逐滴将乳化液加入含有 30mL 三蒸水的三颈瓶内，室温搅拌 4h，挥发除去有机溶剂。磁沉，三蒸水洗涤沉淀 3 次，冷冻干燥，4℃保存备用。

8.1.3　PEI-PTX-PLGA-MNPs 的制备

聚乙烯亚胺（PEI）是一种易溶于水的阳离子聚合物，其表面丰富的氨基使其表面带有正电荷。PEI 被认为是最有效的非病毒基因转染载体之一，常用于药物递送以及基因转染载体的修饰。将 PEI 溶液与 PLGA-PTX-MNPs 振摇 2h（220r/min），即可制得 PEI-PLGA-PTX-MNPs。

8.1.4　PEG-PEI-PTX-PLGA-MNPs 的制备

聚乙二醇（polyethylene glycol，PEG）是经 FDA 批准的、极少数注射用高分子聚合物之一。PEG 是无免疫原性的理想药物递送载体修饰材料之一，不仅能有效屏蔽生物药物的免疫原性，消除免疫细胞的排斥，顺利将药物输送至特定病灶区，而且具有良好的生物相容性，并能够延长生物药物在体内的半衰期。

利用交联法将 PEG（一端带有氨基，另一端具有羧基）的羧基与 PEI-PTX-PLGA-MNPs 中 PEI 的氨基发生缩合反应，从而进行偶联，制备获得 FMNPs-PTX 磁纳米载药体系。具体方法如下：

（1）称取 110mg 的碳二亚胺（EDC）和 60mg 的 N-羟基琥珀酰亚胺（NHS）溶解在 3mL 的脂肪酸甲酯磺酸盐（MES）（0.1mol/L，pH6.0）缓冲液中，再加入 6mL PEG（5mg/mL），将混合液放置在振荡器中，室温振荡反应 1h。

（2）取 PEI-PTX-PLGA-MNPs 20mg，溶解到 4mL 的 DMSO 中，将活化的 PEG 混合液加入其中。

（3）将混合液超声 30s 后，放置在振荡器中，室温振荡过夜反应。

（4）将制备的 FMNPs-PTX 利用透析袋（MwCO，10000）进行透析 24h 以除去过量的 PEG，透析液为 DI 水，产物 4℃保存、备用。

8.1.5　FMNPs-PTX 中 PEI 含量的测定

PEI 含有大量伯、仲、叔胺基，茚三酮能够和伯胺基发生反应，产生在 570nm 处具有最大吸收波长的紫色物质，而且该物质游离于溶液中；茚三酮也可以与两个以上的仲胺发生反应，产生亮黄色物质，在 480nm 具有最大光吸收。因而，利用茚三酮与伯、仲胺基的显色反应来反映 FMNPs-PTX 中的 PEI 含量。具体方法如下：

（1）制得 PEI 的标准曲线。

（2）对样品进行处理：取 2mg/mL 的 PTX-PLGA-MNPs、PEI-PTX-PLGA-MNPs、FMNPs-PTX 各 600μL，分别加入 3 个试管，用 DI 水定容至 2mL，加 1%茚三酮 1mL。

（3）将标准曲线组与样品组 95℃水浴 5~10min。

（4）酶标仪测量溶液 570nm 处吸光度以计算 PEI 的含量。

8.1.6　HA-FMNPs 的制备

由于透明质酸（HA）能够与乳腺癌细胞表面 CD44 受体特异性结合，从而使药物易于进入乳腺癌细胞内，达到靶向运输药物的目的。

利用交联法，将 HA 的羧基与 FMNPs-PTX 中 PEG 的氨基发生缩合反应，制备 HA-FMNPs-PTX。具体方法如下：

（1）称取 30mg HA 溶解到 15mL DI 水中，用 HCl 调节 pH 至 4，孵育过夜；

（2）然后称取 110mg EDC 和 60mg NHS 溶解在 3mL MES（0.1mol/L，pH 6.0）缓冲液中，加入至 HA 溶液中，用 HCl 调节 pH 至 4，混合液室温

震荡反应 1h。

（3）加入 FMNPs-PTX，室温振荡反应过夜。

（4）利用透析袋（MwCO，1000）将制得的 HA-FMNPs 透析 24h，以除去过量的 HA，透析液为 DI 水。最后冷冻干燥，保存至-4℃备用。

8.1.7　HA-FMNPs 的表征

利用傅里叶变换红外光谱仪（FT-IR）对所制备的纳米载药体系及相关成分的结构进行表征（图 8-1）。由 FT-IR 图谱可知 650cm^{-1} 处有磁性 γ-Fe$_2$O$_3$ 的特征吸收峰；靠近 3500 ~ 3300cm^{-1} 有中强度的氨基吸收峰，证实 PEI 的氨基、PEG 的羧基和 HA 的氨基成功偶联，靠近 1300 ~ 1050cm^{-1} 有 C ═O 的中强度吸收峰。结果表明：成功制备 HA-FMNPs。

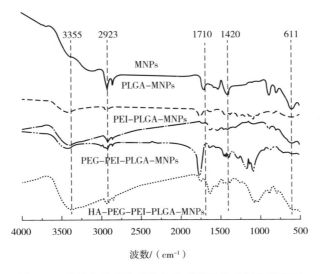

图 8-1　磁纳米载药体系及相关成分结构的红外光谱图

利用马尔文公司生产的 ZS90 型激光粒度仪检测各纳米复合物在纯水中的粒度分布情况。如图 8-2 所示，PLGA-MNPs 的平均粒径 359nm；偶联 PEI 后平均粒径为 496nm；偶联 PEG 后平均粒径为 625nm，交联 HA 后平均粒径 752nm，纳米材料的粒径符合试验要求。

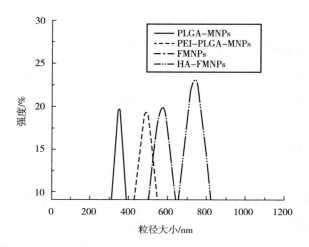

图 8-2　各纳米颗粒的水合粒径分布

利用 Nano Z 型 Zeta 电位仪测定各纳米颗粒的 Zeta 电位，结果如图 8-3 所示，PEI 电位为 26mV、PEG 电位为-11mV、PLGA 表面电位为-48.50mV，制备的 PLGA-MNPs 的表面电位为 1.42mV；偶联 PEI 后电位上升，变为 32.90mV，PEI 带正电，说明 PEI 与 PLGA-MNPs 连接成功；偶联 PEG 后的纳米载药体系电位为 9.44mV，PEG 带负电，电位下降说明 PEG 成功偶联；偶联 HA 后纳米体系电位下降变为-9.57mV，HA 本身带负电，说明成功制备 HA-FMNPs。

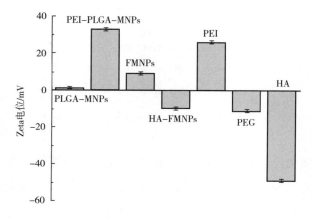

图 8-3　各纳米颗粒的 Zeta 电位分析

8.2　HA-FMNPs 的生物相容性

通过溶血实验判断载体的生物相容性，以 5% 的红细胞与不同浓度载体混合放置 4h，测定上清液在 545nm 处的吸光度，以生理盐水为阴性对照、超纯水为阳性对照，根据吸光度计算各浓度载体的溶血率。结果如图 8-4 所示，图 8-4A 为不同浓度 HA-FMNPs 与 5% 红细胞混合、静置 0h 的溶血状态，图 8-4B 为静置 4h 后的溶血状态。结果显示 50μg/mL、100μg/mL、200μg/mL、400μg/mL 实验组的溶血率分别为 0.16%、1.05%、1.12%、1.96%，均远远低于阳性对照组，且溶血率均小于 5%。因此认为所制备的 HA-FMNPs 即使在高浓度也不产生溶血现象。

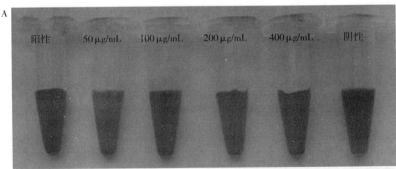

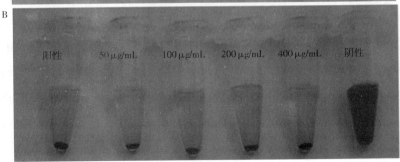

图 8-4

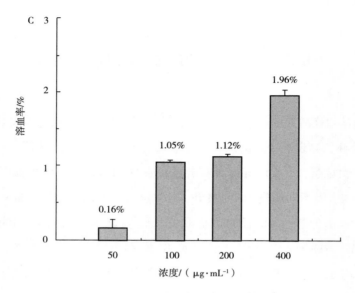

图 8-4　HA-FMNPs 的血液相容性分析

A~B　各浓度 HA-FMNPs 与红细胞混合静置 0、4h 的颜色变化；C　各浓度 HA-FMNPs 溶血率。

8.3　HA-FMNPs 装载 PTX/si *Beclin*1 的研究

8.3.1　HA-FMNPs 的载药量分析

利用高效液相色谱法测定纳米材料的载药量。表 8-1 为紫杉醇（PTX）各标准浓度在 227nm 波长下所测得的峰面积，以峰面积与浓度作图得到紫杉醇的标准曲线，其回归方程为 $y = 520603x - 821198$。HA-FMNPs 载药纳米材料经超声后，测得其上清液的峰面积为 781907，代入紫杉醇标准曲线公式，获得纳米材料中 PTX 的药物含量为 3.079μg/mL，HA-FMNPs 的载药量为 5.13%。

表 8-1　PTX 标准浓度下的峰面积

浓度/(μg·mL⁻¹)	2.5	5	10	20	40	80	160
峰面积	337018	1441337	3598691	12014171	17881031	40276065	83028214

8.3.2　si *Beclin*1 装载及结合能力分析

si *Beclin*1 siRNA：由上海吉玛制药技术有限公司合成，序列如下：

Beclin 1-HOMO-358 siRNA sequence：

sense，5'-GGAGCCAUUUAUUGAAACUTT-3'；

antisense，5'-AGUUUCAAUAAAUGGCUCCTT-3'；

FAM-siRNA sequence：

sense，5'-UUCUCCGAACGUGUCACGUTT-3'；

antisense，5'-ACGUGACACGUUCGGAGAATT-3'；

Zeta 电位分析表明 PEI-PTX-PLGA-MNPs 带有正电荷，可强烈吸附带有负电荷的 *Beclin* 1 siRNA，利用正负电荷吸附的作用，将 HA-FMNPs 与 *Beclin* 1 siRNA 进行偶联。具体方法如下：

（1）利用 DEPC 水将 siRNA 粉末配置成 20μmol/L 的溶液，然后取 6 个离心管加入 1mg/mL 的 HA-FMNPs，最终量分别为 0、2μg、4μg、6μg、8μg、10μg。

（2）统一加入 20μmol/L 的 siRNA 溶液的 2μL，最后用 DEPC 水定容至 10μL。

（3）37℃水浴 15min 后，磁力沉淀，在核酸蛋白分析仪上测量上清液中 siRNA 剩余含量。

（4）剩余样本在 2% 的琼脂糖凝胶中，60V 电泳 20min。使用凝胶成像系统观察并拍照保存。

利用核酸蛋白分析仪定量 siRNA 浓度图 8-5A，并通过定性的琼脂糖凝胶电泳实验图 8-5B，确定 HA-FMNPs 能与 *Beclin* 1 siRNA 中 siRNA 进行定性以及定量分析，并确定 *Beclin* 1 siRNA 的结合比例。结果表明，随着

HA-FMNPs 浓度的增加，上清液中未结合的游离 *Beclin* 1 siRNA 随着纳米载体的增加逐渐减少、并趋于平缓趋势，结合 *Beclin* 1 siRNA 能力逐渐增强，当 HA-FMNPs 浓度增至 8μg 时，*Beclin* 1 siRNA 结合达到饱和状态；琼脂糖凝胶阻滞实验结果显示，随着 HA-FMNPs 浓度增加，siRNA 条带的亮度逐渐减降低，说明逐渐出现凝胶阻滞现象，表明随着纳米载药体系的增加，游离的 *Beclin* 1 siRNA 逐渐减少，HA-FMNPs 为 6μg 时，几乎检测不到游离的 *Beclin* 1 siRNA。

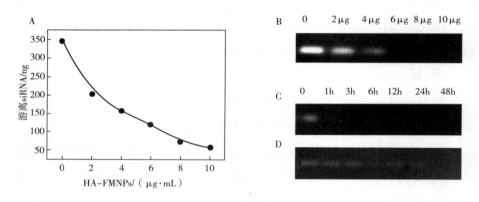

图 8-5　*Beclin* 1 siRNA 结合能力及血清稳定性分析

　　A　凝胶阻滞实验分析上清液中游离的 RNA 含量；B　凝胶成像图像；C　裸露的 siRNA 的血清稳定性；D　与 HA-FMNPs 结合的 siRNA 血清稳定性。

8.3.3　血清稳定性分析

　　根据 8.3.2 实验结果，可以得出 siRNA 与纳米载体结合的最佳比例。设置 0、1h、3h、6h、12h、24h、48h 各时间点，取 1.5mL 的离心管，加入 8μg 的 HA-FMNPs 和 2μL 的 20μmol/L 的 *Beclin* 1 siRNA 以及 10μL 的血清，最后用 DEPC 水补充至 100μL，使血清含量达到 10%。设置裸露的 *Beclin* 1 siRNA 为对照。将混合液在 37℃水浴中孵育，然后在 2% 的琼脂糖凝胶中 60V 电泳 40min，使用凝胶成像系统观察并拍照保存。

　　血清稳定性实验检测结果如图 8-5C 和图 8-5D 所示，HA-FMNPs 不

仅能够与 *Beclin* 1 siRNA 结合，还能够保护 siRNA 不被降解。图 8-5C 的结果显示了裸露的 siRNA 在含 50%血清的 DEPC 水中孵育 1h 以后基本已经被完全降解。而图 8-5D 显示 HA-FMNPs 结合的 siRNA 在 48h 后仍能够看到亮度，表明混合液仍有 siRNA 的存在，说明 HA-FMNPs 与 siRNA 结合并且能够保护 siRNA 不被降解。

8.4　各模式处理的乳腺癌 MCF-7 细胞活性分析

8.4.1　抑制乳腺癌 MCF-7 细胞增殖能力的分析

通过 MTT 法检测各纳米体系对 MCF-7 细胞增殖的影响。如图 8-6 所示，与非靶向组相比，靶向组对 MCF-7 细胞增殖有更强的抑制能力；且 *Beclin* 1 siRNA 与 PTX 联合有协同抑制 MCF-7 细胞增殖的效应。

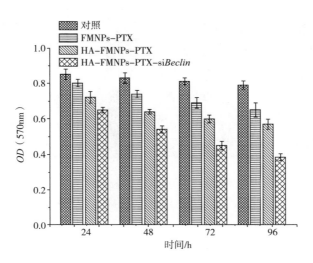

图 8-6　不同纳米体系处理 MCF-7 细胞后细胞活力分析

8.4.2　Hoechest 33258 染色检测细胞凋亡

收集处于对数生长期的 MCF-7 乳腺癌细胞接种至 24 孔板，培养 48h

后用各纳米体系处理，以未加纳米载药体系处理的细胞作为对照，于 CO_2 培养箱培养 12h，吸弃培养基，用 PBS 缓冲液洗涤 2~3 次；4%多聚甲醛固定细胞 15min，弃掉多聚甲醛，用 PBS 洗 3 次；每孔加入 200μL Hoechest 33258 稀释液（5μg/mL），避光染色 10min；PBS 缓冲液洗涤 2 次，倒置荧光显微镜下检测细胞核的变化、并拍照。

结果如图 8-7 所示，与单一载药组及非靶向处理组相比，FMNPs-si-*Beclin* 处理的、HA-FMNPs-PTX-si*Beclin* 处理的 MCF-7 乳腺癌细胞，经 Hoechst 33258 染色显示：细胞核染色质明显浓缩、边缘化，染色体固缩、染色加深，核膜裂解，表明部分细胞发生凋亡。

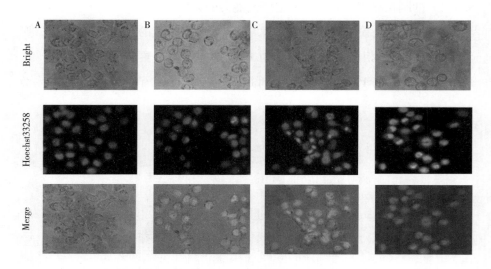

图 8-7　Hoechst 33258 染色检测乳腺癌 MCF-7 细胞凋亡

A　对照组；B~D 分别为 PEG-PEI-PTX-PLGA-MNPs、HA-FMNPs-PTX 及 HA-FMNPs-PTX-si*Beclin* 处理的 MCF-7 细胞。

8.4.3　细胞骨架影响

利用 FITC 标记鬼笔环肽检测载药体系对细胞微丝的影响。从图 8-8 中可以观察到对照组细胞微丝基本完整，细胞核的形态较好。而加药组微丝发生一定程度的变化，HA-FMNPs-PTX 组中，部分 MCF-7 细胞的微丝

发生断裂，并且细胞核相对于对照组不再完整，出现破碎；HA-FMNPs-
PTX-si*Beclin* 处理组，细胞形态发生明显改变，并且微丝也大部分断裂，
细胞核发生破碎或者皱缩，表明双载 PTX 和 si *Beclin* 能够使 MCF-7 细胞
的细胞骨架断裂、细胞核皱缩，从而达到杀死细胞的目的。

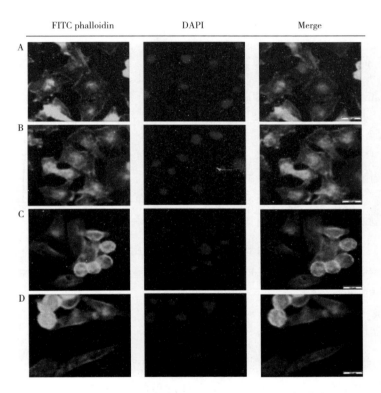

图 8-8　不同纳米体系处理对 MCF-7 细胞骨架影响

A　对照组；B~D　PEG-PEI-PTX-PLGA-MNPs、HA-FMNPs-PTX 及 HA-FMNPs-PTX-si-
Beclin 处理的 MCF-7 细胞。

8.4.4　细胞迁移分析

利用细胞迁移实验分析制备的各纳米体系对乳腺癌 MCF-7 细胞迁移
的影响。对照组、PEG-PEI-PTX-PLGA-MNPs、HA-FMNPs-PTX、
HA-FMNPs-PTX-si*Beclin* 组在 0、6h、12h 和 24h 时划痕的愈合情况，

如图 8-9A~D 所示，对照组随着时间的增加划痕处逐渐愈合，迁移后的细胞形态也较好；加入 PEG-PEI-PTX-PLGA-MNPs 后，划痕处细胞减少；HA-FMNPs-PTX 组划痕处细胞进一步减少；而加入 PTX 和 si *Beclin* 组的细胞迁移情况更加不明显，说明靶向同步输送的载药体系可以有效抑制乳腺癌细胞的浸润和迁移。

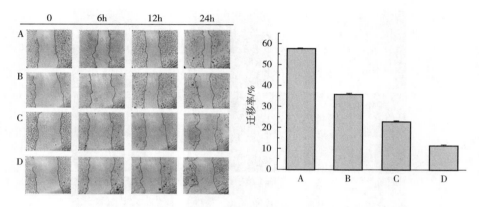

图 8-9　不同纳米体系处理 MCF-7 细胞的迁移能力分析

　　A　对照组；B~D　PEG-FEI-PTX-PLGA-MNPs、HA-FMNPs-PTX 及 HA-FMNPs-PTX-si-*Beclin* 处理的 MCF-7 细胞。

8.4.5　细胞周期分析

　　利用流式细胞仪对不同载药体系处理后的 MCF-7 细胞的细胞周期进行分析。结果如图 8-10 所示，加药组与空白对照组相比，空白对照组 G1 期 63.81%，G2/M 期 17.91%，S 期 18.29%；PEG-PEI-PTX-PLGA-MNPs 处理组 G1 期 44.71%，G2/M 期 22.90%，S 期 33.39%；HA-FM-NPs-PTX 处理组 G1 期 11.38%，G2/M 期 51.65%，S 期 36.97%；HA-FMNPs-PTX-si*Beclin* 处理组 G1 期 8.77%，G2/M 期 50.40%，S 期 34.83%。加药组与空白对照组相比细胞周期 G1 期减少，G2/M 期增加，说明载药纳米体系将细胞周期阻滞到 G2/M 期。

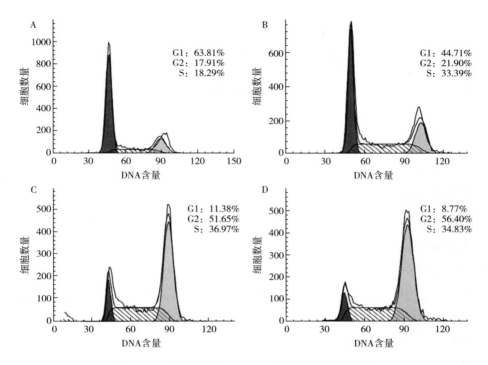

图 8-10　各模式处理 MCF-7 细胞的细胞周期分布

A　对照组；B~D　PEG-PEI-PTX-PLGA-MNPs，HA-FMNPs-PTX 及 HA-FMNPs-PTX-si*Beclin* 处理的 MCF-7 细胞。

本章小结

（1）成功构建 HA 修饰的聚合物功能化修饰磁纳米体系 HA-FMNPs。

（2）HA-FMNPs 具有较高的 PTX/si*Beclin* 装载能力，且能够安全、高效地靶向同步输送基因和化疗药物至乳腺癌 MCF-7 细胞。

（3）HA-FMNPs-PTX-si*Beclin* 能够显著抑制 MCF-7 乳腺癌细胞增殖，引起其发生凋亡，且 si*Beclin* 和化疗药物 PTX 能够协同抑制乳腺癌细胞的生长。

第九章 ^{CD133}mAb/TMAMbs 装载 VCR 抑制 U251 细胞增殖

肿瘤细胞对抗肿瘤药物的摄取不足是抗肿瘤治疗面临的一个重要挑战，抗肿瘤药物缺乏针对肿瘤部位的特异性也会进一步限制治疗效果，同时，对机体健康区域还会产生毒副作用。长春新碱（vincristine，VCR）是一种有效的抗脑肿瘤药物，能够抑制微管蛋白的聚合，但因其神经毒性大、半衰期短、代谢快等特点，在水中易分解，限制了其临床应用。因此针对这些问题，需要构建一个稳定的具有特异靶向能力的药物载体。CD133 是细胞表面的一种糖蛋白抗原，具有独特五次跨膜蛋白结构域和两个大的 N-糖基化细胞外环，有很高的脑胶质瘤特异性，在正常脑组织中表达水平很低，但在胶质瘤及胶质瘤干细胞中 CD133 强表达。本章利用 Anti-CD133 单克隆抗体（^{CD133}mAb）靶向修饰磁性白蛋白微球（MAMbs），制备^{CD133}mAb 靶向的治疗性免疫磁性白蛋白微球（^{CD133}mAb/TMAMbs），并将其装载至抗肿瘤药物 VCR，靶向递送至胶质母细胞瘤 U251 细胞、增强治疗效果（图 9-1）。

9.1 ^{CD133}mAb/MAMbs 的制备、表征及免疫活性分析

9.1.1 ^{CD133}mAb/MAMbs 的制备

采用化学共沉淀法来制备 γ-Fe_2O_3 纳米颗粒，具体方法如 2.1.1 所述；人血清白蛋白包被磁性蛋白微球（MAMbs）的制备方法参考本书 2.1.2，略有改动；VCR 的装载方法采用直接吸附法；采用 Traut's Reagent 和 sulfo-SMCC 两种交联剂将^{CD133}mAb 偶联在 MAMbs 的表面形成 Anti-CD133 抗体修饰磁蛋白微球（^{CD133}mAb/TMAMbs）。

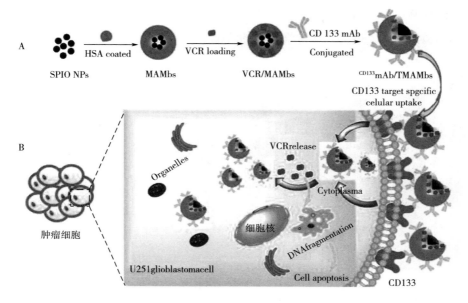

图 9-1 ^{CD133} mAb/TMAMbs 装载 VCR 抑制 U251 细胞增殖示意图

A ^{CD133}mAb/TMAMbs 的制备；B ^{CD133}mAb 与 CD133 膜抗原结合，递送 VCR 至 U251 胶质母细胞瘤细胞，抑制其增殖。

[本章研究内容源自著者前期发表论文：Mol. Pharmaceutics，2019，16（11），4582-4593.]

9.1.2 ^{CD133}mAb/MAMbs 的表征

使用扫描电子显微镜观察 MAMbs 表面形貌，结果显示，MAMbs 为球形，粒径大小一致，平均直径为 3μm，分散性良好（图 9-2A）；图 9-2B 显示 SPIO NPs 的电位为 -0.51mV，MAMbs 的电位为 -16.60mV，CD133 单克隆抗体/TMAMbs 的电位升高至 +0.72mV，这可能是由于 VCR 中存在过量的正电荷；利用红外光谱仪对纳米颗粒及相关成分进行结构表征，结果如图 9-2C 所示，Fe—O 的特征谱带位于 641.48cm^{-1} 处。酰胺的 C—N 伸缩振动在 1537.66cm^{-1} 处。2939.16cm^{-1} 处的峰对应于亚甲基的伸缩振动。3304.06cm^{-1} 处的谱带对应于 —COOH，这些结果证实 VCR/MAMbs 与 VCR 的成功负载，合成治疗性磁性白蛋白微球（VCR/MAMbs）；利用振动样本磁强计测定纳米颗粒磁滞曲线（图9-2D），结果表明VCR/MAMbs具有对称的磁滞回线，表现超顺磁性材料的特征。

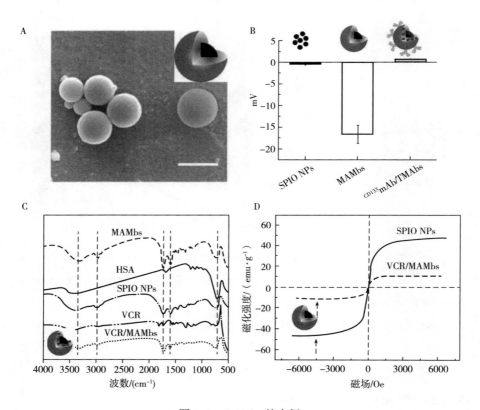

图9-2 MAMbs的表征

A MAMbs的透射电镜照片，标尺=5μm；B 各复合物在PBS（pH 7.4）中的电位测定；C 各复合物的FT-IR光谱；D SPIO NPs（M_s=50emu/g）和VCR/MAMbs（M_s=11emu/g）在300K下的磁滞回线。

9.1.3 ^{CD133}mAb/MAMbs的免疫活性分析

采用间接荧光免疫法检测^{CD133}mAb标记的MAMbs的活性，具体方法如下：

（1）将100μL的^{CD133}mAb标记的MAMbs（1mg/mL）装入0.5mL预先用1%（W/V）牛血清白蛋白（BSA）包被的聚苯乙烯比色皿中。

（2）将荧光标记的羊抗鼠二抗（IgG-Alexa594）用 PBST（1∶20，*V/V*）稀释后加入比色皿中，37℃孵育 30min。

（3）用含 0.05%（*V/V*）Tween20 的 PBS 洗涤 3 次，在倒置荧光显微镜下观察。

结果显示：偶联^{CD133}mAb 抗体的免疫磁珠显示强烈的红色荧光（图 9-3），表明^{CD133}mAb 成功偶联；而未偶联的^{CD133}mAb/MAMbs 不显示荧光。

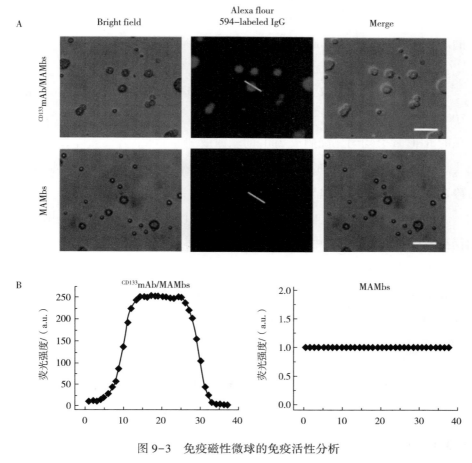

图 9-3　免疫磁性微球的免疫活性分析

A　免疫磁珠^{CD133}mAb/MAMbs（Alexa Fluor 594 标记山羊抗小鼠 Ig G）可观察到荧光，而未结合的 MAMbs 无荧光。标尺 = 5μm；B　使用 Image-Pro Plus 6.0 软件定量计算荧光强度。

9.2 ^{CD133}mAb/MAMbs 的生物相容性

血液相容性是纳米载体生物安全性的重要体现之一。将 MAMbs 用作基因/药物转染的载体之前，首先分析了 MAMbs 的血液相容性。具体实验方法如下：

（1）通过小鼠眼眶后静脉丛采血，收集血样（2.5mL）到 5mL 含 EDTA 的离心管中，离心，15min（3000r/min，4℃）吸出上清。

（2）加入 0.9%的生理盐水，重复 3 次后收集红细胞（RBC）。

（3）取 100μL RBC 重悬于 1mL 冷生理盐水中，并用 50μg/mL、100μg/mL、200μg/mL、400μg/mL 和 800μg/mL 的纳米颗粒悬液与等体积的 RBC 混合均匀，配制成 2mL 的悬浊液。

（4）取各组混匀后的液体 200μL 加入 96 孔板中，放置于室温阴暗处静置 4h 以上，使红细胞与载体充分沉淀。

（5）小心吸取各孔上清液，分别加入一个新的 96 孔板中，使用酶标仪在 540nm 处测量溶液中血红蛋白含量，从而判断溶血水平。

实验设置阴性对照组分别由悬浮于生理盐水和去离子水的 RBC 组成。血液相容性分析结果（图 9-4A 和 B）显示：MAMbs 无溶血作用。不同浓度 MAMbs 的溶血百分率均在 5%阈值以下，具有良好的血液相容性。

9.3 ^{CD133}mAb/MAMbs 的靶向性分析

9.3.1 RBITC 荧光标记 MAMbs

取 1mL 的 MAMbs（2mg/mL）置于离心管中，加入 20μL 的 RBITC（1mg/mL），振荡反应 2h 以上，将反应后的溶液置于超滤离心管中，加入超纯水，3200r/min 离心 15min，重复 3 次，避光保存在 4℃冰箱。倒置荧光显微镜观察是否有红色荧光。结果表明 RBITC 标记的 MAMbs 显示出明显的红光荧光（图 9-4C）。

9.3.2 细胞吸收分析

为了证实^{CD133}mAb/MAMbs 的特异性细胞靶向能力，使用流式细胞仪评估 U251 胶质母细胞瘤的细胞摄取^{CD133}mAb/MAMbs 情况。将荧光 RBITC 标记的各纳米载体与 U251 胶质母细胞瘤细胞共孵育 4h，测定标记细胞中的荧光强度、评价细胞摄取情况。设置未处理的 U251 细胞为对照。如图 9-4C 和 D 所示，与非靶向 RBITC/MAMbs 相比，靶向 RBITC/^{CD133}mAb/MAMbs 处理后的 U251 细胞显示出较强的荧光强度，表明^{CD133}mAb/MAMbs 是潜在的、用于抗胶质瘤药物递送的优良纳米载体。

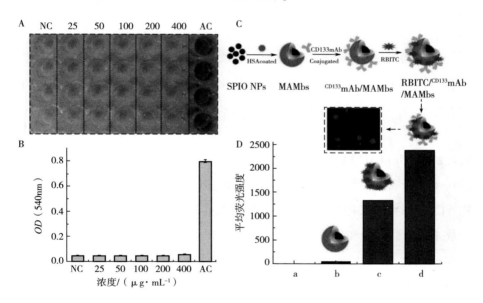

图 9-4　血液相容性和细胞摄取分析

A　RBC 分别与阳性对照、阴性对照和 MAMbs（25~400μg/mL）孵育 4h 后的溶液；B　上清液在 540nm 处的 UV-vis 吸收；C　RBITC/^{CD133}mAb/MAMbs 用于 U251 细胞摄取的示意图；D　RBITC 标记的各种纳米载体［未处理的 U251 细胞（a）、MAMbs（b）、RBITC/MAMbs（c）和 RBITC/^{CD133}mAb/MAMbs（d）］与 U251 细胞孵育 4h 的平均荧光强度。

9.4　^{CD133}mAb/MAMbs 药物装载及载药性能分析

9.4.1　^{CD133}mAb/MAMbs 的药物装载

载药 MAMbs 的具体制备方法如下：

（1）将新鲜制备的 60mg SPIO NPs 和 4mg VCR 分散在 0.8mL 去离子水（DI）中，在室温下超声分散 5min。

（2）然后将 200mg HSA 和 24mL 棉籽油（含 160μL 失水山梨醇倍半油酸酯）加入混合溶液，冰上 4℃超声 5min 以形成乳液。

（3）将所得乳液在 140℃滴加到 20mL 棉籽油中，同时以 400r/min 搅拌 10min。

（4）将微珠悬浮液冷却至室温，用乙醚萃取 4 次。

（5）在磁场下，利用 PBS（pH 7.4）洗涤，得到载 VCR 的 MAMbs（VCR/MAMbs），4℃保存备用。

9.4.2　^{CD133}mAb/MAMbs 的载药性能分析

采用高效液相色谱法测定 VCR/MAMbs 中 VCR 的载药量和包封率，采用 VCR/MAMbs 在 PBS（pH 7.4）和醋酸盐缓冲液（pH 4.5）中 VCR 的释放来分析载药量和包封率。具体方法如下：

（1）将 40mg VCR/MAMbs 置于透析袋（MWCO：20kDa）中，分别置于 60mL PBS（pH 7.4）和醋酸盐缓冲液（pH 4.5）中，37℃、300r/min 搅拌 96h。

（2）在预定的时间点，等量的透析液被移除并替换为新鲜的缓冲液，所得透析液用二氯甲烷萃取，残渣用乙腈溶解。

（3）采用 HPLC 法测定 VCR 的装载量，计算公式见式（9-1）和式（9-2）：

$$载药率（\%）=\frac{W_s}{W_o+W_s}\times100\% \tag{9-1}$$

$$包封率（\%）=\frac{W_s}{W_t}\times100\% \tag{9-2}$$

式中：W_s 为 VCR/MAMbs 中装载的 VCR 总质量，W_o 为投入的 MAMbs 的总质量，W_t 为投入的 VCR 总质量。

根据公式计算 MAMbs 载药量为 3.82%，包封率为 97.74%。

9.5 ^{CD133}mAb/TMAMbs 抑制胶质瘤细胞增殖

9.5.1 MTT 法分析各模式处理细胞的增殖能力

通过 MTT 法探究^{CD133}mAb 修饰载药蛋白微球处理胶质瘤 U251 细胞后对其增殖的影响。结果如图 9-5 显示，胶质母细胞瘤细胞与^{CD133}mAb/TMAMbs 共同孵育 24h 后，明显抑制 U251 细胞的增殖。

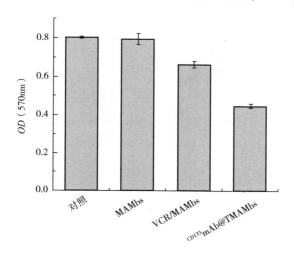

图 9-5 ^{CD133}mAb/TMAMbs 对瘤细胞增殖能力的影响

各模式处理的胶质母细胞瘤 U251 细胞增殖情况，包括对照（未处理的 U251 细胞）、MAMbs、VCR/MAMbs 和^{CD133}mAb/TMAMbs 处理的 U251 细胞。

9.5.2　Hoest33258 染色法检测细胞凋亡

利用各模式处理胶质母细胞瘤 U251 细胞 24h 后，加入 Hoechst 33258（10μg/mL），37℃避光孵育 20min，倒置荧光显微镜下观察、拍照。结果表明，未处理的对照组和加入 MAMbs 处理的细胞，其细胞核染色均匀、形态饱满，呈现规则的椭圆形，而加入装载 VCR 的 MAMbs 和[CD133]mAb/TMAMbs 的瘤细胞都发生凋亡，染色质断裂、细胞核皱缩，并呈现不规则形态，且以后者效果更加显著（图 9-6A 和 B）。

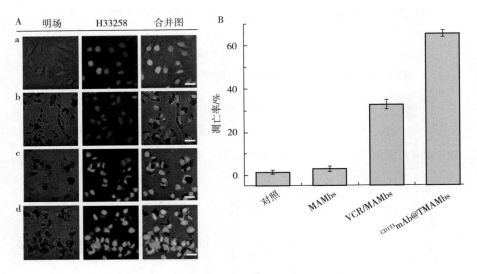

图 9-6　Hoest33258 染色检测各模式处理瘤细胞的凋亡

A　a~d 分别是对照组、MAMbs、VCR/MAMbs 及[CD133]mAb/TMAMbs 处理的 U251 细胞；B　对应的凋亡率分析。

9.5.3　Western blotting 检测凋亡蛋白的表达

采用 Western blotting 检测细胞凋亡因子 Bax、Bcl-2 和 caspase 3 的表达，进一步解析细胞凋亡机制。如图 9-7 所示，与对照组和 MAMbs 组相比，VCR/MAMbs 处理的胶质母细胞瘤 U251 细胞中 Bax 和 caspase 3

表达增加;^{CD133}mAb/TMAMbs 处理的胶质母细胞瘤细胞中 Bax 和 caspase 3 表达增加, 抗凋亡蛋白 Bcl-2 下降。这些结果表明, 构建的^{CD133}mAb/TMAMbs 能够诱导胶质母细胞瘤细胞凋亡, 可能是通过调控凋亡相关蛋白实现的。

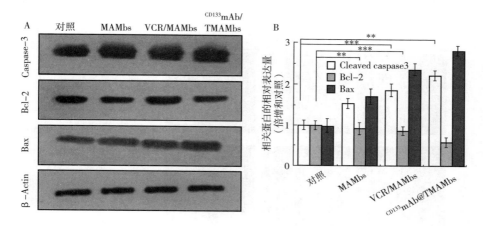

图 9-7 各模式处理 U251 细胞凋亡蛋白的检测

A Western blot 检测 U251 细胞中凋亡相关蛋白 Caspase 3、Bcl-2、Bax 的表达水平; B 凋亡相关蛋白的相对表达量分析。

9.5.4 对细胞骨架的影响

用罗丹明标记的鬼笔环肽 (rhodamine phalloidin) 检测各模式对细胞骨架的影响。U251 细胞用各模式处理 24h 后; 吸去孔内培养基, 并用 0.01mol/L PBS 洗 1 次; 加入 300μL 2.5% 的戊二醛固定细胞 15min; 弃去孔中液体, 并用 0.01mol/L PBS 清洗 2~3 次; 然后每孔加入 300μL 0.5% 的 TritonX-100, 置于室温 5min 以透化细胞, 再用 0.01mol/L PBS 清洗 2~3 次。每孔加入 200μL 100nmol/L 的 rodiamine phollidin 工作液, 包裹铝箔纸, 37℃ 孵育 1h, 用 0.01mol/L PBS 清洗 2~3 次。最后每孔加入 200μL DAPI 工作液复染细胞核, 37℃ 孵育 15min。倒置荧光显微镜下观察、拍照。

　　研究发现，对照组和加入 MAMbs 组处理的 U251 细胞，细胞骨架呈丝状，形态完整，细丝相对较长并且排列规则（图 9-8A 和 B）；治疗组的 U251 细胞骨架形态受到破坏，微丝断裂，细胞骨架的形态不完整（图 9-8A 和 B），其中，加入^{CD133}mAb/TMAMbs 组的 U251 细胞微丝断裂及聚缩明显。

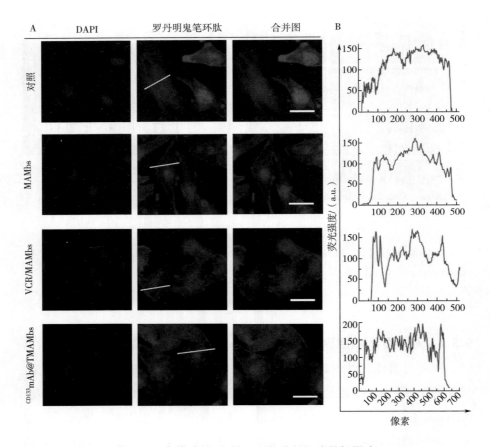

图 9-8　各模式处理对 U251 细胞的细胞骨架影响

　　A　对照组（未处理的 U251 细胞）、MAMbs、VCR/MAMbs 和 CD133 mAb/TMAMbs 处理的 U251 细胞的细胞骨架荧光图像，并用 DAPI（蓝色）复染细胞核，标尺＝50μm；B　用 Image Pro Plus 6.0 软件对荧光程度进行定量分析。

9.5.5 对细胞周期的影响

通过流式细胞仪检测各模式处理 24h 后对 U251 细胞周期的影响。U251 细胞被处理 24h 后，弃去培养基，用 0.01mol/L 的 PBS 洗涤 2 次，加入胰酶消化并收集细胞于 1.5mL 离心管中，1000r/min 离心 5min；弃上清液并加入 0.01mol/L 的 PBS 重悬细胞。重复上述步骤 2 次清洗细胞。向各个离心管中加入 1mL 预冷的 70% 乙醇重悬细胞，并避光放置于 4℃ 固定 4h 以上；固定完成后，放入离心机中 1000r/min 离心 5min 除去固定剂，再用 0.01mol/L 的 PBS 洗涤 1 次。最后向离心管中加入 500μL 的细胞周期专用 PI 荧光染料染色，4℃ 冰箱中避光孵育 1h，利用流式细胞仪进行检测。未处理的 U251 细胞为对照。

结果表明，^{CD133}mAb/TMAMbs 能够通过化疗药物 VCR 将 U251 细胞周期阻滞在 S 期并诱导 U251 细胞凋亡（图 9-9）。

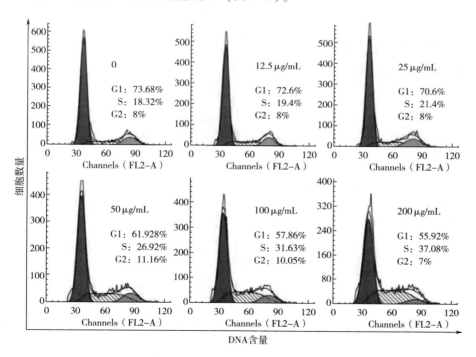

图 9-9　各浓度 ^{CD133}mAb/TMAMbs 处理的 U251 细胞细胞周期分析

9.6　各载药体系处理对胶质瘤细胞活性氧的影响

过量的 ROS 会引起明显的细胞损伤，使用 ROS 探针孵育处理后的细胞，利用流式细胞仪分析细胞的 ROS 水平。细胞处理 24h 后，弃去培养基，再用 0.01mol/L PBS 清洗 2~3 次。将 10μmol/L 荧光探针 2′,7′-二乙酰二氯氟荧光素（DCFH-DA）用无血清培养基按照 1∶1000 的比例稀释成工作液，每孔加入 1000μL 工作液进行原位装载探针，放置于培养箱中孵育 20min 后，弃去原孔中工作液，用无血清培养基清洗 2 次。加入胰酶消化，收集细胞于 1.5mL 离心管中，1000r/min 离心 5min，弃去上清，加入 0.01mol/L PBS 重悬细胞，1000r/min 离心 5min，重复 2 次清洗细胞，利用流式细胞仪检测。

分析结果表明，与未靶向 VCR/MAMbs 处理（图 9-10）相比，[CD133]mAb/TMAMbs 处理的细胞显示出显著增加的荧光强度，表明[CD13]mAb/TMAMbs 加速细胞内 ROS 的产生。

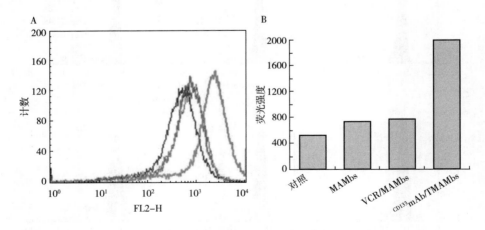

图 9-10　各处理模式对 U251 细胞内源性 ROS 的影响

A　流式细胞仪检测各模式，包括对照、MAMbs、VCR/MAMbs 和[CD133]mAb/TMAMbs 处理 U251 细胞 24h 后，细胞内 ROS 的生成情况；B　对应荧光强度的定量分析。

9.7　各载药体系处理对胶质瘤细胞迁移的影响

用直尺和 Marker 笔在 24 孔板下方画两条间隔 1cm 的直线。用胰酶消化处于对数期的细胞，配制成细胞悬浮液，并将细胞以 $1.2×10^6$ 个/mL 的密度接种到 24 孔板上，5% CO_2 培养箱中培养 24h，细胞贴壁后，用 200μL 枪头结合直尺垂直之前所画横线间划两道间隔 1cm 的划痕；用无血清培养基清洗 2 次，加入各浓度的载药体系处理 24h，置于 37℃ 培养箱在培养 0、6h、12h、24h 将细胞板取出，倒置显微镜拍照取样，拍照位置保持不变。

通过观察发现，24h 后，对照组细胞迁移水平明显高于其他三组，表明：纳米颗粒能有效抑制细胞的迁移（图 9-11）。

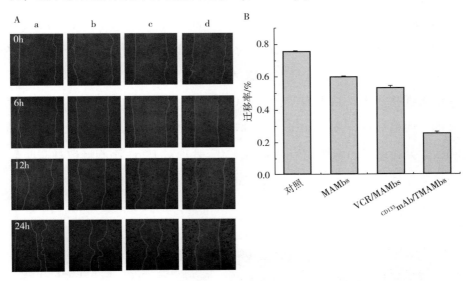

图 9-11　各载药体系处理 U251 细胞的迁移水平

A　a~d 分别为对照组、MAMbs 组、VCR/MAMbs 和 ^{CD133}mAb/TMAMbs 组处理的 U251 细胞；
B　迁移率定量分析。

9.8 各载药体系处理对胶质瘤细胞侵袭能力的影响

利用 Transwell 小室检测各载药体系处理对 U251 细胞侵袭能力的影响。收集细胞 5×10^5 个/mL，将 1×10^5 个细胞加入 $10\mu L$ 的各载药体系中，然后将混合物加入带有 $8\mu m$ 孔隙涂层的 Transwell 小室的顶室中，让细胞穿过膜向底层（含 10% FBS 的 RPMI1640 培养基）移动 24h。将非迁移细胞从顶部轻轻移出，用 4% 多聚甲醛固定底层迁移细胞 20min。用 $600\mu L$ 水晶紫溶液（0.1%）清洗 3 次后，细胞染色 10~20min。利用显微镜对被染色的细胞进行计数，570nm 处定量测量被染色溶液的吸光度。

结果显示（图 9-12A 和 B），与对照组相比，经 VCR/MAMbs 处理后 U251 细胞侵袭能力降低，而 [CD133]mAb/TMAMbs 处理后，U251 细胞的侵袭能力降低更明显。表明 [CD133]mAb 对 U251 细胞靶向作用以及 [CD133]mAb/TMAMbs 可有效抑制胶质母细胞瘤细胞侵袭；通过监测划痕闭合情况评估细胞迁移能力，结果表明，[CD133]mAb/TMAMbs 处理的 U251 细胞划痕闭合能力明显破坏（图 9-12C），即抑制 U251 细胞的迁移。结合细胞增殖和活力分析结果，表明 [CD133]mAb/TMAMbs 处理对 U251 细胞增殖具有明显的抑制作用。这些结果表明：[CD133]mAb 可作为胶质母细胞瘤靶向治疗的靶向分子。

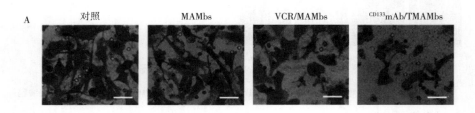

A　　对照　　　　MAMbs　　　VCR/MAMbs　　[CD133]mAb/TMAMbs

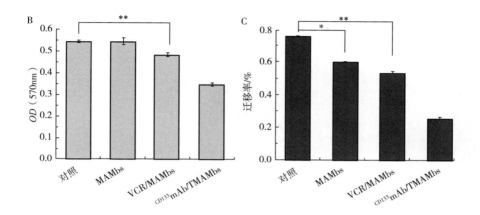

图 9-12　处理 U251 细胞的 Transwell 侵袭和迁移能力分析

　　A　对照组、MAMbs、VCR/MAMbs、ᶜᴰ¹³³mAb/TMAMbs 处理 24h 后 U251 细胞迁移和侵袭的显微图像，标尺＝100μm；B　柱状图表示 U251 细胞侵袭数目；C　不同纳米体系与 U251 细胞共孵育 6h、12h 及 24h 后划痕伤口闭合能力。

本章小结

　　（1）成功合成出具有较好分散稳定性、低毒性、低溶血性及高免疫活性的ᶜᴰ¹³³mAb/MAMbs。

　　（2）ᶜᴰ¹³³mAb/TMAMbs 能够选择性将 VCR 靶向递送至神经胶质瘤 U251 细胞。

　　（3）ᶜᴰ¹³³mAb/TMAMbs 能有效抑制神经胶质瘤 U251 细胞的增殖、迁移和侵袭能力。

第四篇　用于肿瘤细胞成像与治疗的多功能磁性纳米颗粒

第十章　Tf 修饰磁性纳米体系用于药物递送和荧光/MRI 成像

多形性胶质细胞瘤（GBM，Ⅳ级），又称胶质母细胞瘤，是成年人中最常见的侵袭性、恶性、原发性脑肿瘤之一，约占所有脑组织肿瘤的一半。化疗是恶性胶质瘤常用的治疗策略之一。然而，传统的化疗通常受限于抗癌药物对肿瘤细胞的低选择性，即在杀死肿瘤细胞的同时也会影响正常组织细胞的生长，造成严重的副作用。研究表明，纳米载体可以减少化疗药物的血液循环时间的延长，并可以大大减少化疗药物对正常组织的毒副作用。经过适当修饰的超顺磁性氧化铁纳米颗粒（SPIO NPs，尤其是 Fe_3O_4 NPs 和 γ-Fe_2O_3 NPs）由于其无毒、有磁导向能力的物理化学特性，灵活多样的表面功能修饰设计，引起人们对其作为药物递送载体的研究兴趣，已被广泛用于肿瘤细胞生物学研究领域。

通过采用主动靶向策略能够进一步提高 SPIO NPs 在抗肿瘤药物递送中的效率，主动靶向，即纳米颗粒通过受体介导的内吞作用将抗肿瘤药物特异性地送入靶细胞，使化疗药物特异性地积聚、作用在肿瘤局部，减少对正常细胞的严重毒副作用。

转铁蛋白（transferrin，Tf）是一种二聚体跨膜糖蛋白，可以特异性地与转铁蛋白受体（TfR）结合，在许多类型的肿瘤组织中 TfR 过度表达。因此，采用 Tf 修饰的纳米载体可以通过 TfR 介导的内吞作用选择性地将治疗药物送入 TfR 高表达的肿瘤细胞中。

基于此，本章构建 Tf 靶向修饰的多功能 SPIO NPs 纳米平台（图 10-1），首先合成 γ-Fe_2O_3 NPs 磁核，用壳聚糖（chitosan，CS）修饰后，与脑肿瘤特异性配体 Tf 结合，以制备脑肿瘤靶向的 TF-CS/SPIO NPs，利用荧光染料（RBITC）进行荧光标记并装载抗肿瘤药物阿霉素（DOX），用于多位一体的多形性神经胶质瘤 U251 细胞的荧光成像、磁共振成像（MRI）及药物靶向递送。

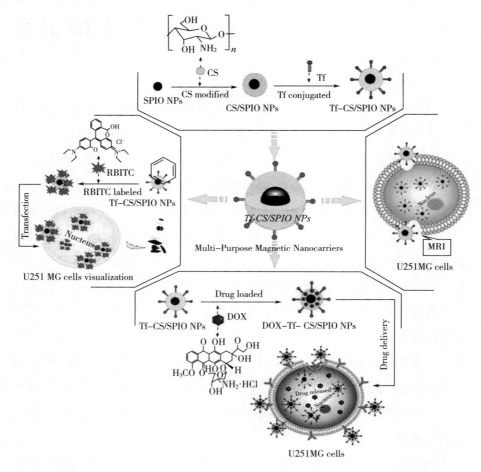

图 10-1　用于药物递送和荧光/MRI 成像的多功能磁性纳米平台示意图

［本章研究内容源自著者前期发表论文：RSC Adv. 2016；6：105661-105675.］

10.1　Tf-CS/SPIO NPs 的制备

Tf-CS/SPIO NPs 合成过程，如图 10-2 所示，具体方法如下：

10.1.1　SPIO NPs 的制备

采用化学共沉淀法制备 γ-Fe_2O_3 NPs，即 SPIO NPs，具体合成方法见本书 2.1.1。

10.1.2　CS/SPIO NPs 的制备

将制备的 SPIO NPs 转移至三口角烧瓶中，在磁力搅拌条件下，向其中加入 25mL 1mg/mL 的多聚磷酸钠（TPP）溶液，60℃持续搅拌 30min，室温下静置 12h。得到的产物用蒸馏水洗涤 2~3 次，得到 TPP-SPIO NPs。将 5.5mL CS 溶液（1% W/V，溶于乙酸）与 30mL TPP-SPIO NPs（2mg/mL）混合，在超声波乳化器中反应 30min，将得到的产物用蒸馏水洗涤 2~3 次，即为 CS/SPIO NPs。

10.1.3　Tf 的硫醇化与 Tf 修饰 CS/SPIO NPs

取 1mL 5mg/mL 的 Tf 溶液于西林瓶中，并向其中加入 86μL 2mg/mL 的 Traut's 试剂，随后补加 1mL pH8.0（含有 2~5mmol/L EDTA）硼酸缓冲液。将得到的混合液置于振荡器中，在室温下振荡反应 1h。

10.1.4　Sulfo-SMCC 交联物的制备

将 CS/SPIO NPs 用 0.1mol/L PBS 缓冲液清洗 2~3 次，并使其悬浮于少量的 PBS 缓冲液中，向悬浮液中加入 545μL 2mg/mL 的 Sulfo-SMCC 缓冲液，将混合液置于振荡器中，在室温下振荡反应 30min。得到的产物用 0.1mol/L PBS 缓冲液（含有 2~5mmol/L EDTA）清洗 2~3 次，即可得到纯净的 SMCC-CS/SPIO 交联物。

10.1.5　Tf 与 CS/SPIO NPs 的交联

将上述实验制得的 SMCC-CS/SPIO 交联物加入到经过硫醇化的 Tf 中，将西林瓶置于振荡器上，室温下振荡反应 30min。得到的反应产物用 0.1mol/L PBS 缓冲液（无 EDTA）清洗 2~3 次，即可得到 Tf-CS/SPIO NPs。

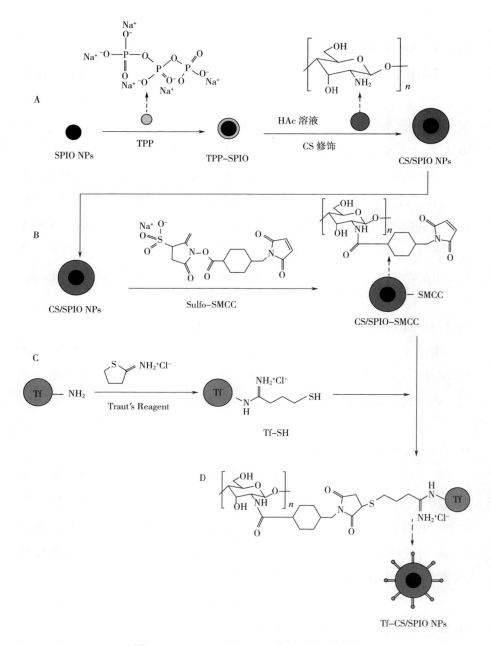

图 10-2　Tf-CS/SPIO NPs 合成过程示意图

A　CS/SPIO NPs 制备过程；B　CS/SPIO NPs 与交联剂 SMCC 交联；C　利用 Traut 试剂修饰氨基化 Tf，形成 Tf-SH；D　合成 Tf-CS/SPIO NPs。

10.2　Tf-CS/SPIO NPs 的表征

透射电子显微镜图表明：SPIO NPs 形态均匀，平均粒径约为 15nm（图 10-3A）；Tf-CS/SPIO NPs 也显示出均匀的圆形微球状，平均粒径约为 60nm，并表现出良好的分散性（图 10-3B）。

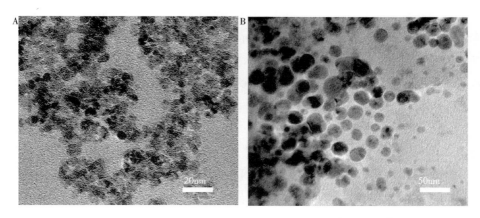

图 10-3　A SPIO NPs 及 B Tf-CS/SPIO NPs 的透射电镜图像

采用红外光谱分析 DOX-Tf-CS/SPIO NPs 的结构组成，结果见图 10-4A。图 10-4A 显示酰胺基的 C-N 拉伸振动位于 1385cm^{-1}，醚基的 C—O 骨架振动位于 1097cm^{-1}，而 SPIO NPs 的特征峰（Fe—O）位于 591cm^{-1}。2366 和 2929cm^{-1} 处的峰是由亚甲基的伸缩振动引起的。在 3411cm^{-1} 处也观察到了—COOH 的特征峰。这些数据表明，SPIO NPs 成功被 CS 和 Tf 修饰。

图 10-4B 显示了所制备的 SPIO NPs、CS/SPIO NPs 和 Tf-CS/SPIO NPs 的磁滞回线图，均为对称的磁滞回线，表明这些纳米颗粒都具有超顺磁性。此外，SPIO NPs、CS/SPIO NPs 和 Tf-CS/SPIO NPs 的饱和磁化强度分别为 56.06emu/g^{-1}、35.34emu/g^{-1} 和 20.94emu/g^{-1}，矫顽力几乎为 0。由此表明成功合成具有超顺磁性的 Tf-CS/SPIO NPs。

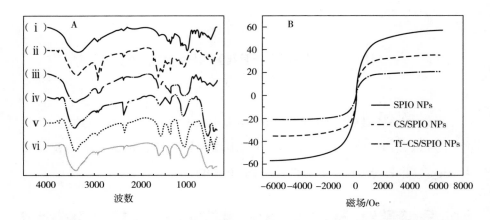

图 10-4　各纳米复合物的红外光谱及磁性能分析

A　CS（ⅰ）、Tf（ⅱ）、DOX（ⅲ）、DOX-Tf-CS/SPIO NPs（ⅳ）、CS/SPIO NPs（ⅴ）、SPIO NPs（ⅵ）的红外光谱图；B　SPIO NPs、CS/SPIO NPs 和 Tf-CS/SPIO NPs 在 300K 时的磁滞回线图。

测定了不同时间点 Tf-CS/SPIO NPs 在去离子水、PBS（pH7.4）和 RPMI-1640 培养基中的磁响应聚集和再分散情况。如图 10-5 所示，结果表明，Tf-CS/SPIO NPs 表现出良好的磁响应特性。一旦磁场撤离，Tf-CS/SPIO NPs 可轻轻摇晃重新分散。上述结果表明 Tf-CS/SPIO NPs 具有良好的磁响应性及稳定性。

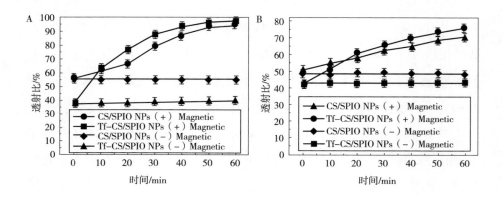

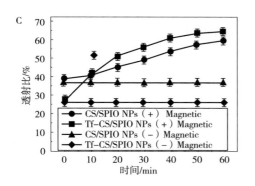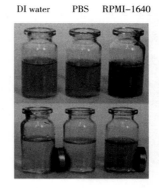

图 10-5　CS/SPIO NPs 或 Tf-CS/SPIO 的磁响应特性和稳定性

在去离子水 A、PBS 溶液（pH7.4）B、RPMI-1640 培养基 C 中，CS/SPIO NPs 和 Tf-CS/SPIO NPs 的磁响应特性和稳定性，添加和去除外部磁场后溶液状态 D。

10.3　Tf-CS/SPIO NPs 的药物装载及性能分析

10.3.1　Tf-CS/SPIO NPs 的药物装载

将 500mL 化疗药物 DOX（2mg/mL）与 1mL CS/SPIO NP 溶液或 TF-CS/SPIO NP 溶液（10mg/mL）混合，搅拌 1h，再用去离子水洗涤 3 次。通过使用紫外—可见分光光度计测定 480nm 处的吸光度，分别利用式（10-1）和式（10-2）计算 DOX 的负载量：

$$载药率（\%）=\frac{W_s}{W_0+W_s}\times100\% \qquad (10-1)$$

$$载药率（\%）=\frac{W_s}{W_t}\times100\% \qquad (10-2)$$

式中 W_s 为 DOX-Tf-CS/SPIONPs 中装载的 DOX 总质量，W_0 为投入的 Tf-CS/SPIO NPs 的总质量，W_t 为投入的 DOX 总质量。

10.3.2　纳米颗粒的载药量和包封率

盐酸阿霉素（DOX）标准曲线方程为 $y=0.007+0.012x$（图 10-6）。

通过上面公式计算可知 DOX-Tf-CS/SPIO NPs 的载药量为 1.22%，包封率为 99.08%；DOX-CS/SPIO NPs 的载药量为 1.09%，包封率为 97.28%。

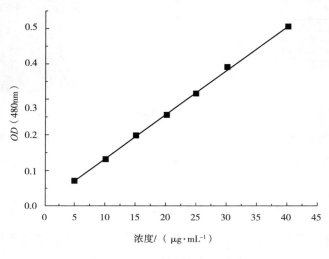

图 10-6　DOX 含量的标准曲线

10.4　荧光标记 Tf-CS/SPIO NPs 及细胞内成像

10.4.1　荧光 RBITC 标记 Tf-CS/SPIO NPs

RBITC 的异硫氰酸基团可以与转铁蛋白中的氨基结合，用 RBITC 标记 Tf-CS/SPIO NPs 的方法如下：

将 5mL TF-CS/SPIO NPs 溶液溶解在硼酸盐缓冲液中，制成 2mg/mL 的溶液，加入 50mL RBITC 溶液（2mg/mL），室温下黑暗缓慢搅拌混合物 2h。将混合物转移到离心管，2000r/min 离心 15min 除去残留 RBITC。获得 RBITC-Tf-CS/SPIONPs，使用前储存于 4℃环境中。

图 10-7 表明：Tf-CS/SPIO NPs 在绿色光的激发下产生红色荧光，因此可以证明 CS/SPIO NPs 已经被转铁蛋白成功修饰，且荧光 RBITC 成功标

记 Tf-CS/SPIO NPs。

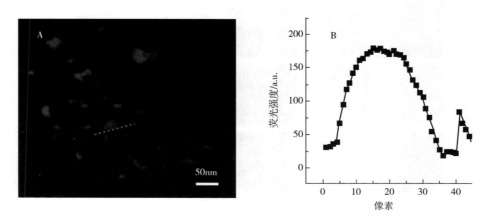

图 10-7　荧光 RBITC 标记 Tf-CS/SPIO NPs

A　RBITC 标记 Tf-CS/SPIO 荧光图；B　对应的荧光强度分析。

10.4.2　RBITC-Tf-CS/SPIONPs 用于细胞内成像

RBITC 可以和 Tf 的伯胺基团发生反应，因此偶联转铁蛋白使其呈现红色荧光。将制备的荧光 RBITC-Tf-CS/SPIO NPs 与 U251 MG 细胞孵育 4h，分析 Tf-CS/SPIO NPs 的细胞吸收情况。如图 10-8A 所示，Tf-CS/SPIO NPs 进入 U251 MG 细胞，因为偶联 Tf 的红色荧光位于 U251 MG 细胞核周围。与 RBITC-CS/SPIO NPs 处理的细胞相比，经 RBITC-Tf-CS/SPIO NPs 处理的 U251 MG 细胞中检测到更强的荧光，表明 Tf 的共轭提高靶细胞纳米粒的内化效率；通过 AAS 分析对 Tf-CS/SPIO NPs 的细胞吸收进行量化。如图 10-8B 所示，CS/SPIO NPs 在 U251 MG 细胞中铁含量为 6.4pg/细胞，Tf-CS/SPIO NPs 的铁含量为 49.3pg/细胞，上述结果表明：Tf-CS/SPIO NPs 可以被 U251 MG 细胞有效吸收。

将各浓度 CS/SPIO NPs 和 Tf-CS/SPIO NPs 与 U251 MG 细胞孵育 4 h，利用磁共振成像仪进行 T2 加权成像。结果表明：Tf-CS/SPIO NPs 共孵育的细胞显示了更高的阴性对比增强，这是由于 Tf 介导的 CS/SPIO NPs 更多

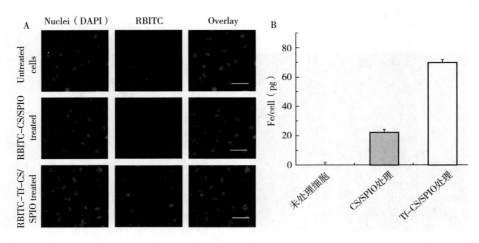

图 10-8　Tf-CS/SPIO NPs 的细胞内成像

　　A　RBITC-CS/SPIO NPs 和 RBITC-Tf-CS/SPIO NPs 处理的 U251 MG 细胞 4 h 后的细胞内成像。DAPI（蓝色）染色细胞核。比例尺 = 100μm；B　AAS 分析 U251 MG 细胞中的铁含量。

地进入了细胞，因此，Tf-CS/SPIO NPs 是一个非常有前景的脑肿瘤 MR 成像的造影剂（图 10-9）。

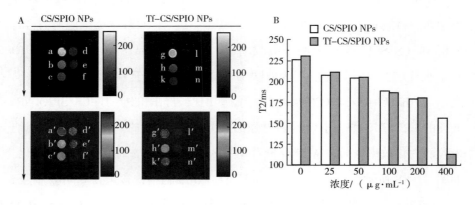

图 10-9　各模式纳米颗粒的 T_2-加权 MR 成像

　　A　各浓度 CS/SPIO NPs 和 Tf-CS/SPIO NPs 与 U251 MG 细胞共孵育后的 T_2-加权 MR 成像（a~f @ g~n）和色彩图（a'~f'@g'~n'）；B　各浓度 CS/SPIO NPs 和 Tf-CS/SPIO NPs 的 T_2 MR 成像分析。

10.5　Tf-CS/SPIO NPs 抑制胶质瘤细胞增殖

10.5.1　Tf-CS/SPIO NPs 对胶质瘤增殖能力的影响

利用 MTT 实验检测 Tf-CS/SPIO NPs 对 U251 MG 细胞增殖活性的影响。U251 MG 细胞分别与 CS/SPIO NPs、Tf-CS/SPIO NPs、DOX-CS/SPIO NPs 和 DOX Tf-CS/SPIO NPs 共培养 48h 后，分析其细胞毒性。如图 10-10 所示，CS/SPIO NPs 和 Tf-CS/SPIO NPs 对处理后的 U251 MG 细胞的存活率没有明显影响，当抗肿瘤药物 DOX 加载到 CS/SPIO NPs 和 Tf-CS/SPIO NPs 上时，细胞存活率明显下降。其中，DOX-Tf-CS/SPIO NPs 降低 U251 MG 细胞的增殖能力最显著。

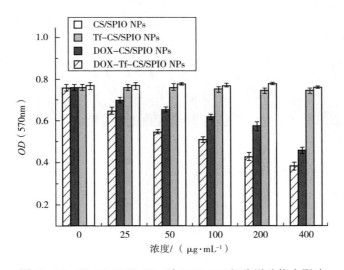

图 10-10　Tf-CS/SPIO NPs 对 U251 MG 细胞增殖能力影响

10.5.2　Tf-CS/SPIO NPs 对细胞活性的影响

利用 PI 和 FDA 双重染色检测 U251 MG 细胞的生存能力和细胞死亡情况。如图 10-11 所示，与未处理的 U251 MG 细胞相比，用 CS/SPIO NPs 和

Tf-CS/SPIO NPs 处理 U251 MG 细胞时，活力几乎保持不变，只观察到少数死细胞。相反，在 DOX-CS/SPIO NP 和 DOX-Tf-CS/SPIO NP 处理后，更多的 U251 MG 细胞显示出活力下降。上述结果表明：DOX-Tf-CS/SPIO NPs 可以有效地降低 U251 MG 细胞的生存能力。

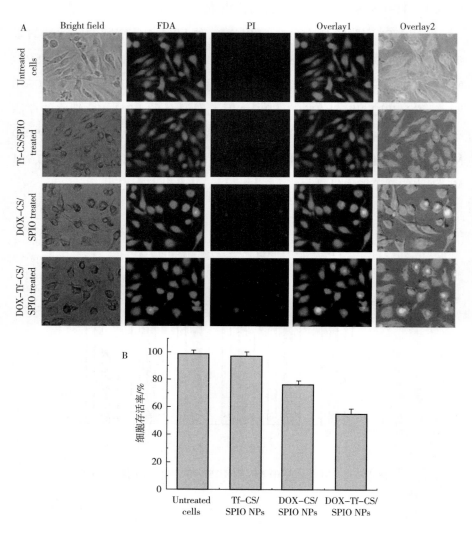

图 10-11　处理的 U251 MG 细胞的生存能力评估

　　A　用各种纳米载体复合物（100mg/mL）处理 U251 MG 细胞 48h 的细胞形态，未处理的 U251 MG 细胞作为对照，及 B 对应的定量分析。比例尺＝100μm。

10.5.3　Tf-CS/SPIO NPs 对胶质瘤细胞周期的影响

DOX 可以抑制肿瘤细胞中核酸的合成，主要是 RNA 的合成。DOX 进入肿瘤细胞，通过影响细胞周期的 G2 期，阻止细胞分裂。通过流式细胞仪分析 DOX-Tf-CS/SPIO NPs 对 U251 MG 细胞的细胞周期影响。如图 10-12 所示，与未经处理的 U251 MG 细胞相比，越来越多的 U251 MG 细胞在 DOX-Tf-CS/SPIO NPs 处理后停滞在 G2 期。此外，与 CS/SPIO NPs 相比，靶向的 DOX-Tf-CS/SPIO NPs 能更有效地诱导细胞周期分布的变化，并将 U251 MG 细胞的分裂停止在 G2 期。

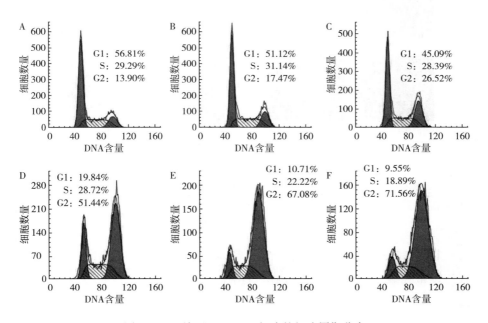

图 10-12　处理 U251 MG 细胞的细胞周期分布

A　未处理 U251 MG 细胞（对照）；B~F　25~400mg/mL 的 DOX-Tf-CS/SPIO NPs 处理 U251 MG 细胞 48h 后的细胞周期分布。

10.5.4　Tf-CS/SPIO NPs 对胶质瘤细胞凋亡的影响

细胞凋亡又称细胞程序性死亡，是检测肿瘤靶细胞治疗效果的一个重要指标。Hoechst 33258 为非嵌入性荧光染料，可在细胞 DNA 聚 AT 序列富集区域的小沟处与 DNA 结合，从而使细胞核着色，故又称此类染料为 DNA 探针，用于检测凋亡细胞 DNA 的相对含量。凋亡细胞典型的形态学变化特征为细胞萎缩、核分裂、染色质凝结和染色体 DNA 断裂。利用 Hoechst 33258 染色检测处理后细胞的凋亡情况。如图 10-13A 和 B 结果显示，DOX-Tf-CS/SPIO NPs 处理后 U251 MG 细胞显示染色质凝结、核周边聚集和核碎片。

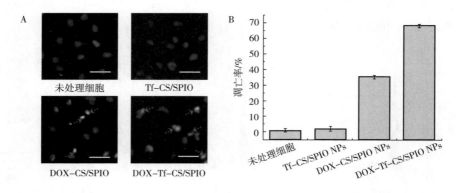

图 10-13　Hoechst H33258 检测处理 U251 MG 细胞的凋亡情况

A　各纳米体系（100mg/mL）处理 U251 MG 细胞的凋亡情况；B　对应的凋亡率分析。比例尺＝50μm。

TUNEL 染色检测结果显示，随着 DOX-Tf-CS/SPIO NPs 浓度的增加，能够检测到更多的凋亡细胞（TUNEL 阳性）。与非靶向的 DOX-CS/SPIO NPs 相比，靶向 DOX-Tf-CS/SPIO NPs 能更有效地诱导细胞凋亡（图 10-14）。

为了确定经 DOX-Tf-CS/SPIO NP 处理的 U251 MG 细胞中凋亡相关基因的表达情况，采用 Western blot 分析凋亡相关蛋白 Caspase 3 和 Bax，以及抗凋亡蛋白 Bcl-2 和 Survivin 的表达。如图 10-15 结果显示，随着 DOX-Tf-CS/SPIO NP 浓度的增加，处理细胞的 Caspase 3 和 Bax 的表达增加，抗凋亡蛋白 Bcl-2 和 Survivin 的表达则下降。这些数据表明，DOX-Tf-CS/

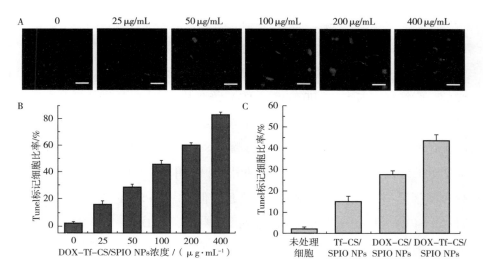

图 10-14　TUNEL 染色检测处理 U251 MG 细胞的凋亡情况

　　A　各浓度 DOX-Tf-CS/SPIO NPs 及各载体处理 U251 MG 细胞 24h 后的凋亡情况；B 和 C 对各模式处理下 TUNEL 阳性细胞的统计分析。比例尺 = 50μm。

SPIO NPs 通过上调凋亡蛋白和下调抗凋亡蛋白，触发 U251 MG 细胞的凋亡，引起细胞死亡。

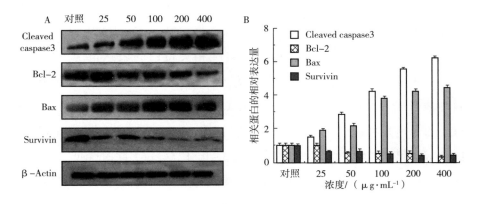

图 10-15　Western 分析处理 U251 MG 细胞的凋亡相关蛋白

　　A　不同浓度 DOX-Tf-CS/SPIO NPs 处理 U251 MG 细胞（25~400mg/mL）；B　对细胞凋亡相关蛋白进行定量分析。

10.5.5 Tf-CS/SPIO NPs 对胶质瘤细胞自噬的影响

自噬是一种通过形成自噬体启动的程序性细胞死亡。AVO 的形成是自噬的一个特征，通常利用吖啶橙（AO）染色检测。AO 是一种具有细胞渗透性的荧光染料。发生自噬的细胞经 AO 染色后，荧光显微镜下可观察到红黄色的点状聚集以此来代表酸性自噬泡。结果如图 10-16 显示，对照组无明显的红色荧光出现，与未处理的对照细胞相比，在用 Tf-CS/SPIO NPs 处理的细胞中没有明显观察到 AO 染色，但 DOX-CS/SPIO NPs 和 DOX-Tf-CS/SPIO NPs 处理的可以引起细胞发生自噬，而 DOX-Tf-CS/SPIO NPs 处理组细胞出现了更强烈的红色荧光，表明 Tf 靶向能够增强细胞的自噬效果。

在自噬体形成过程中，微管相关蛋白轻链 3-Ⅰ（LC3-Ⅰ）与磷脂酰胺结合形成 LC3-磷脂酰胺（LC3-Ⅱ），LC3-Ⅱ 与 LC3-Ⅰ 水平的比率增加反映自噬的激活。因此，细胞质蛋白 LC3 作为自噬的标志，可以通过其抗 LC3A/B 抗体来揭示。因此，利用免疫细胞化学染色检测各模式处理对细胞 LC3 表达的影响。结果表明，与用 Tf-CS/SPIO NPs 处理的细胞相比，LC3 信号在 DOX-CS/SPIO NPs 和 DOX-Tf-CS/SPIO NPs 处理的细胞中被明显检测到（图 10-16）。

利用 Western blot 进一步验证了自噬相关蛋白的表达情况。研究表明，LC3 可作为细胞自噬的一个标志，是自噬体膜上的一种标记蛋白，自噬体形成后，LC3-Ⅰ 可转化形成 LC3-Ⅱ，因此，通过 western 检测 LC3 的表达某种程度上可以反映自噬情况；p62 可以通过自噬来降解，因此 p62 可以反映自噬的强弱。当 LC3-Ⅱ 升高，p62 同时降低，表明自噬流通畅；如果 LC3-Ⅱ 升高，p62 升高，表明自噬起始正常，但下游不通，吞噬体和溶酶体不能融合。结果如图 10-17 所示。结果显示，DOX-Tf-CS/SPIO NPs，LC3-Ⅰ 水平降低，相应的 LC3-Ⅱ 水平升高，同时，p62 水平降低，表明 DOX-Tf-CS/SPIO NPs 处理可使 GSCs 细胞发生自噬，且自噬流通畅。

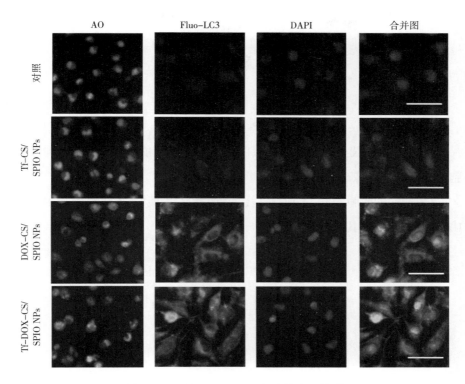

图 10-16　处理 U251 MG 细胞的自噬情况

各模式处理的 U251 MG 细胞 AO 染色及 LC3 免疫细胞化学染色，未经处理的 U251 MG 细胞作为对照。比例尺 = 100μm。

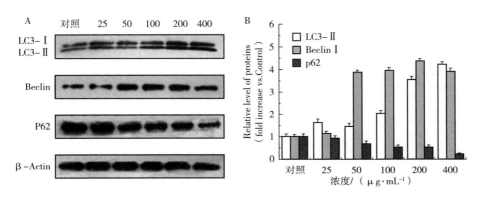

图 10-17　Westernblot 分析处理 U251 MG 细胞的自噬相关蛋白

A　不同浓度 DOX-Tf-CS/SPIO NPs 处理 U251 MG 细胞（25~400mg/mL）；B　对细胞自噬相关蛋白进行定量分析

本章小结

（1）成功合成 Tf-CS/SPIO NPs。

（2）制备的荧光标记的转铁蛋白修饰纳米体系能够用于神经胶质瘤细胞荧光和 MR 成像。

（3）装载抗肿瘤药物 DOX 后，该治疗体系能显著抑制胶质瘤细胞 U251 增殖，引起其凋亡和自噬。

第十一章　PEI-MNPs 用于细胞成像、siRNA 输送及 GBM 治疗

本章构建以聚乙烯亚胺（PEI）主动靶向的集多功能于一体的磁纳米体系，用于人源多形性神经胶质瘤（GBM）U251 细胞内成像、*survivin* 基因输送及 GBM 治疗。研究以 γ-Fe_2O_3 纳米颗粒为磁核、PEI 包被的磁性纳米颗粒（magnetic nanoparticles，MNPs）为载体；结合 RNA 干扰技术，将 *survivin* siRNA 基因装载到 PEI-MNPs，靶向递送至 U251 细胞，探索构建的磁纳米体系对基因输送的效率及对胶质瘤细胞生物学特性，包括活性、增殖能力、凋亡以及细胞骨架结构等的影响。同时，利用荧光染料异硫氰酸荧光素（FITC）标记 PEI-MNPs，用于 U251 细胞内成像（图 11-1）。

11.1　PEI-MNPs 的制备及表征

11.1.1　MNPs 的制备及 PEI 修饰

采用部分还原共沉淀法制备 γ-Fe_2O_3 纳米颗粒即 MNPs，具体制备方法如第二章 2.1.1 所述。

利用电荷吸附法将 PEI 包被在 MNPs 表面。具体方法如下：按质量比 1∶1 加入 PEI 水溶液于 MNPs 溶液中，磁力搅拌 24 h，磁场条件下沉淀并用蒸馏水洗涤 3 次，产物 PEI-MNPs 收集悬浮液于 PBS 缓冲液，4℃保存备用。

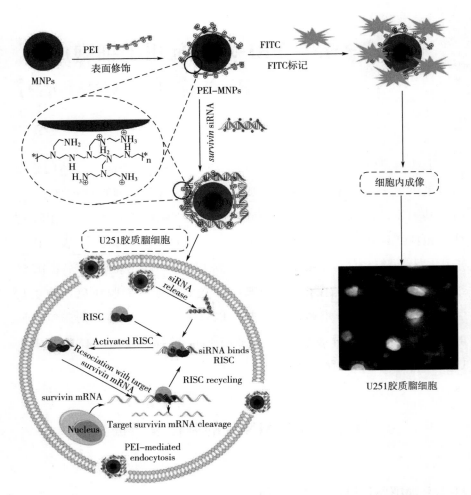

图 11-1　PEI-MNPs 介导 U251 细胞内成像、*survivin* siRNA 输送及 GBM 治疗示意图。

［本章研究内容源自著者前期发表论文 RSC Adv. 2015；5（123）：101569-101581］

11.1.2　PEI-MNPs 的表征

利用透射电子显微镜（TEM）分析 MNPs、PEI-MNPs 纳米颗粒的形貌及粒径大小；X-射线衍射仪（XRD）分析其晶体结构；傅里叶红外光谱（FT-IR）检测结构组成；振动样本磁强计（VSM）分析比饱和磁化强度（emu/g）。

TEM 结果如图 11-2 所示，MNPs 纳米颗粒呈球形，直径为 10~15nm（图 11-2A）；PEI-MNPs 纳米颗粒大小均匀，平均直径在 10~15nm（图 11-2B）。

XRD 结果显示，制备的 MNPs 峰值与标准的 γ-Fe_2O_3 相一致，说明成功合成 γ-Fe_2O_3 纳米颗粒（图 11-2C），且 PEI-MNPs 特征峰与 γ-Fe_2O_3 保持一致，但峰型不太尖锐，表明晶体结构受到一定干扰，说明 γ-Fe_2O_3 表面成功偶联 PEI；FT-IR 检测结果显示：MNPs 在 596.6cm^{-1} 处有 γ-Fe_2O_3 的特征吸收峰，1558cm^{-1} 和 1647cm^{-1} 处的特征吸收峰显示 PEI 成功修饰 MNPs 纳米颗粒（图 11-2D）。

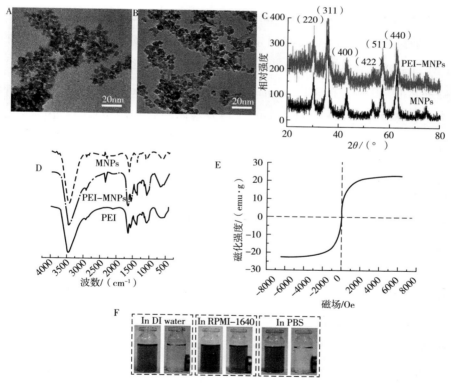

图 11-2　PEI-MNPs 的表征

A　MNPs 透射电镜图；B　PEI-MNPs 透射电镜图像；C　MNPs 和 PEI-MNPs 的 XRD 图；D MNPs、PEI-MNPs 及 PEI 的 FT-IR 光谱图；E　PEI-MNPs 在 300K 的磁化曲线；F　PEI-MNPs 在三种介质中的悬浮性能和磁响应性能。

VSM 检测结果表明，PEI-MNPs 饱和磁化强度 Ms 为 22.75emu/g，符合超顺磁性材料的特性（图 11-2E 和 F）。另外，可直观观察到 PEI-MNPs 在水、PBS 和 RPMI-1640 中稳定悬浮、磁力沉淀的情况，如图 11-2F 所示，由此得知，PEI-MNPs 纳米颗粒拥有良好的磁响应性能和比较好的悬浮稳定性，符合纳米材料特性，能满足实验需求。

11.2 PEI-MNPs 的 siRNA 装载及性能分析

11.2.1 PEI-MNPs 的 *survivin* siRNA 装载及结合能力分析

通过定量的 RNA 浓度测定（图 11-3A）和定性的凝胶阻滞分析（图 11-3B），检测合成的 PEI-MNPs 是否能够成功结合 *survivin* siRNA，并确定其结合比例。首先将 *survivin* siRNA 配制成 20μmol/L 水溶液，然后每个离心管加入 2μL 的 *survivin* siRNA 以及各体积的 PEI-MNPs（1μg、4μg、7μg、10μg、13μg），加 DEPC 处理水补充至 10μL，37℃ 水浴孵育 15min，磁力沉淀，制备获得 siRNA-PEI-MNPs，取上清液利用紫外—可见分光光度计测定 220~300nm 吸光光谱，计算 siRNA 的结合量。剩余样本在 2%、含有 1×核酸染料的琼脂糖中，45V 电泳 20min，使用凝胶成像系统观察阻滞效果，并拍照保存。

图 11-3A 表明随 PEI-MNPs 浓度的增加，*survivin* siRNA 结合量逐渐增加，到 PEI-MNPs 含量为 10μg 时 *survivin* siRNA 结合趋近饱和；凝胶阻滞实验结果显示，随着 PEI-MNPs 浓度增加逐渐出现凝胶阻滞现象，*survivin* siRNA 与 PEI-MNPs 结合的量逐渐增加，到 PEI-MNPs 为 10μg 时几乎检测不到游离 RNA（图 11-3B）。

11.2.2 siRNA-PEI-MNPs 血清稳定性分析

通过血清稳定性实验检测 PEI-MNPs 纳米载体是否能够保护 siRNA 不被降解。根据 PEI-MNPs 与 *survivin* siRNA 结合量分析得出 *survivin* siRNA

与载体结合的最高有效比例。按照 0、1h、3h、6h、12h、24h、48h 时间梯度设置时间点，取 1.5mL 的离心管，加入 8μL *survivin* siRNA-PEI-MNPs（20μmol/L *survivin* siRNA），最后用含 50%（*V/V*）胎牛血清的 DEPC 水补充至 20μL。设置游离 *survivin* siRNA 为对照。将混合液在 37℃水浴中孵育，取不同时间点混合液，用 20μL 肝素钠溶液（25mg/mL）处理 15min，在 2% 的琼脂糖凝胶中 40V 电泳 20min，使用凝胶成像系统观察并拍照保存。

图 11-3C 结果显示：游离 siRNA 在含 50% 血清的 DEPC 水中在孵育 6h 以后已经被完全降解，而 PEI-MNPs 结合的 siRNA 在 48h 后仍能够被检测到，表明：PEI-MNPs 纳米载体能够与 siRNA 结合，并且延长保护 siRNA 被降解的时间（图 11-3D）。

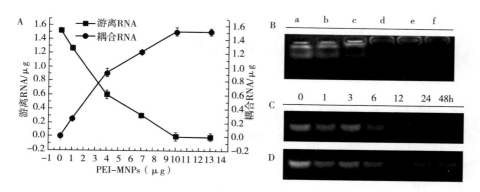

图 11-3　*survivin* siRNA 装载及结合能力分析

A　PEI-MNPs 与 *survivin* siRNA 结合 RNA 含量检测；B　*survivin* siRNA-PEI-MNPs 凝胶阻滞分析；C 和 D　*survivin* siRNA-PEI-MNPs 血清稳定性分析。

11.2.3　*survivin* siRNA-PEI-MNPs 的 U251 细胞吸收效率分析

为了检验 PEI-MNPs 的细胞吸收情况，将 FAM 标记的 *survivin* siRNA-PEI-MNPs 按照 10μg/mL 加入 U251 细胞，处理 4h 后，PBS 洗 2 次，收集细胞利用流式细胞仪进行分析。结果如图 11-4 所示，与游离 *survivin* siRNA 相比，*survivin* siRNA-PEI-MNPs 具有较高的细胞吸收效率，表明 PEI-MNPs 具备介导 *survivin* siRNA 进入 U251 细胞的能力。

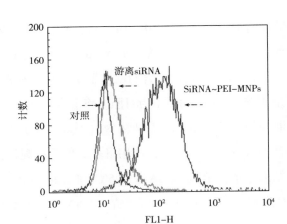

图 11-4 *survivin* siRNA-PEI-MNPs 的 U251 细胞吸收效率分析

11.3 荧光标记 PEI-MNPs 及 U251 细胞内成像

11.3.1 PEI-MNPs 的荧光 FITC 标记

PEI 的氨基能够与荧光染料 FITC 的羧基共价结合，因而可以用 FITC 标记 PEI-MNPs。具体方法如下：将 2mg 的 MNPs 加入 1mL 硼酸缓冲液，超声将其分散均匀，再加入 10μL FITC（1mg/mL）混匀后，避光孵育 2h，磁场状态下洗去过量 FITC，重悬于 PBS 缓冲液，4℃保存备用。

11.3.2 FITC-PEI-MNPs 用于 U251 细胞内成像

方法如下：接种 U251 细胞于 24 孔板中，培养 24h 后，按照 5μg/mL、10μg/mL、20μg/mL、40μg/mL、80μg/mL 浓度梯度接种 FITC 荧光标记 PEI-MNPs，未添加纳米颗粒组做空白对照。6h 后 PBS 缓冲液洗涤 2 次，4%多聚甲醛室温下固定 15min 后，PBS 缓冲液洗涤 2 次。DAPI 复染细胞核，荧光显微镜下观察，拍照。

结果表明：FITC-PEI-MNPs 能够成功用于 U251 细胞内的成像，纳米颗粒分布于胶质瘤 U251 细胞核周围，显示 PEI-MNPs 能够被胶质瘤 U251

细胞内吞（图 11-5）。

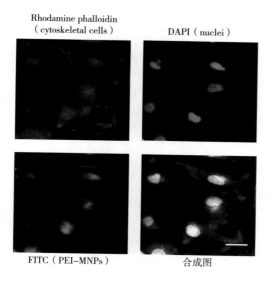

图 11-5 FITC-PEI-MNPs 用于 U251 细胞内成像

红色表示罗丹明标记的鬼笔环肽染色 F-action 细胞骨架；蓝色表示 DAPI 复染细胞核；绿色表示 FITC 标记的 PEI-MNPs。

11.4 PEI-MNPs 装载 *survivin* siRNA 对 U251 细胞增殖和自噬的影响

11.4.1 *survivin* siRNA-PEI-MNPs 对 U251 细胞增殖能力的影响

利用 MTT 法分析 *survivin* siRNA-PEI-MNPs 对 U251 细胞增殖能力的影响。将 U251 细胞接种于 96 孔板中，每孔接种 1×10^4 个细胞，37℃培养箱培养 24h，每孔加入 10μL PEI-MNPs、*survivin* siRNA-PEI-MNPs 及游离 *survivin* siRNA，培养 24h 后，弃掉培养基，每孔加入 100μL RPMI-1640 完全培养基和 20μL MTT（5mg/mL），继续在 37℃培养箱中培养 4h 后终止培养。弃掉孔内液体，每孔加入 150μL DMSO，37℃低速振荡孵育 10min，使

结晶物充分溶解，用微孔板分光光度计测定 570nm 波长下的吸光度，计算细胞活力。每组实验重复 3 次以上，设置未加载体组作为对照。结果表明（图 11-6）：与对照和游离 *survivin* siRNA 相比，*survivin* siRNA-PEI-MNPs 能够显著抑制 U251 细胞的增殖能力。

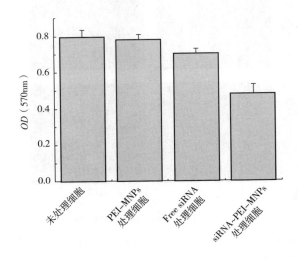

图 11-6　各模式处理 U251 细胞的增殖能力分析

11.4.2　FDA/PI 双染检测处理 U251 细胞的活性

U251 细胞接种培养 24h 后，分别加入 *survivin* siRNA 和 *survivin* siRNA-PEI-MNPs，继续培养 24h。然后，用终浓度 20μg/mL 的 PI 染色 5min，弃去培养液，用 PBS 洗 1 遍，再用终浓度为 1μg/mL 的 FDA 染色 5min。利用倒置荧光显微镜观察细胞活性并拍照。每组实验重复 3 次，设置未处理组作为对照。

FDA/PI 双染结果如图 11-7 所示，与对照和 *survivin* siRNA 相比，经 *survivin* siRNA-PEI-MNPs 处理的 U251 细胞有较多的死细胞，其活性显著降低。

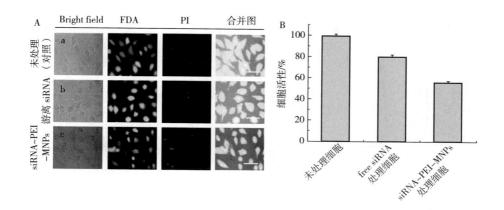

图 11-7　FDA/PI 双染检测各模式处理 U251 细胞的活性

A　细胞活性荧光图；B　对应的荧光定量分析。标尺 = 100μm。

11.4.3　细胞周期分析

U251 细胞处理方法同上，用胰酶消化各处理的细胞、收集并离散成单细胞悬液，缓慢加入 2mL 预冷的 70% 乙醇，混匀后 4℃ 过夜。然后，1000r/min 离心 5min 并弃去固定液，0.01mol/L 无菌 PBS 洗涤，离心弃去上清。加入 1mL 的碘化丙啶（PI）（50μg/mL，含有 20μg/mL RNAse I）染液，4℃ 避光染色 1h，利用流式细胞仪收集荧光信号并进行分析。

结果如图 11-8 所示，PEI-MNPs 处理组的细胞与对照组（未处理的 U251 细胞）相比，细胞周期各期几乎没有变化，细胞周期整体良好，峰形尖锐，说明纳米材料基本没有毒性，是良好的 siRNA 运输载体；*survivin* siRNA-PEI-MNPs 处理组中 G2 期细胞明显增加，分析是 *survivin* siRNA 将细胞周期阻滞在 G2M 期。

11.4.4　细胞凋亡影响

DNA laddering 检测结果表明，与载体处理组及游离 *survivin* siRNA 处理组相比，*survivin* siRNA-PEI-MNPs 处理的 U251 细胞显示出更多的 DNA 凋亡碎片（图 11-9）。

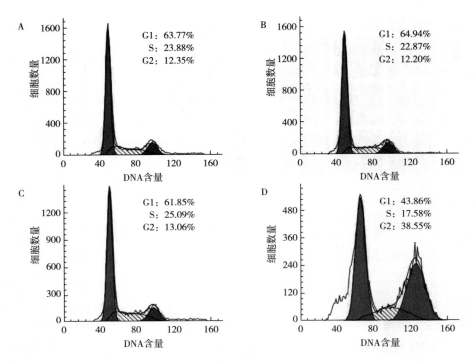

图 11-8　各模式处理 U251 细胞的细胞周期分布

　　A　未处理的 U251 细胞（对照）；B　PEI-MNPs 处理 U251 细胞；C　游离 siRNA 处理 U251 细胞；D　*survivin* siRNA-PEI-MNPs 处理 U251 细胞。

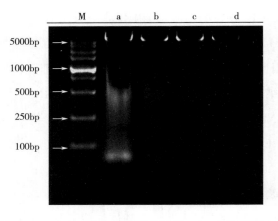

图 11-9　DNA laddering 检测各处理 U251 细胞的凋亡

　　a～d　分别是 *survivin* siRNA-PEI-MNPs、游离 *survivin* siRNA、PEI-MNPs 及未处理的 U251 细胞（对照）。

11.4.5　免疫细胞化学染色检测 U251 细胞的自噬

利用免疫细胞化学染色的方法检测自噬标志物 LC3 的表达情况。

研究结果表明：*survivin* siRNA-PEI-MNPs 处理的 U251 细胞 LC3 信号显著增强，表明发生了明显的自噬（图 11-10）。

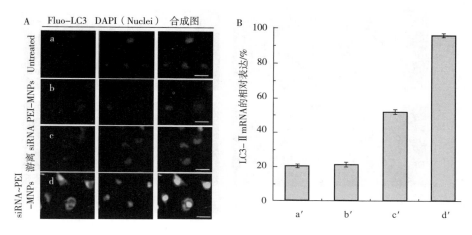

图 11-10　处理 U251 细胞的 LC3 自噬标志

A　免疫组化检测各模式处理后 U251 细胞的 LC3 自噬情况，标尺 =100μm。B　QRT-PCR 定量分析处理 U251 细胞的 LC3-Ⅱ mRNA 表达水平，a~d 和 a′~d′分别代表未处理的 U251 细胞（对照）、PEI-MNPs、游离 *survivin* siRNA 及 *survivin* siRNA-PEI-MNPs。

11.4.6　AO 染色检测细胞自噬

AO 是一种具有细胞渗透性的荧光染料。发生自噬的细胞经 AO 染色后，荧光显微镜下可观察到红黄色的点状聚集，以此来代表酸性自噬泡，评估细胞自噬情况。利用 AO 染色法检测各模式处理对 U251 细胞自噬影响。U251 细胞分别用 PEI-MNPs、游离 *survivin* siRNA 和 *survivin* siRNA-PEI-MNPs 处理 12h 和 24h 后，弃去培养基，用 0.01mol/L PBS 洗 2 次，每孔加入 200uL 终浓度为 10μg/mL 的 AO 染色液，40s 后吸出，PBS 洗 1 次，荧光显微镜下观察。设置未处理的 U251 细胞作为对照。

结果显示：PEI-MNPs组和游离 *survivin* siRNA组无明显的 AO 红色荧光出现，经 *survivin* siRNA-PEI-MNPs 处理的 U251 细胞出现明显的 AO 红色荧光，表明 *survivin* siRNA-PEI-MNPs 处理可引起 U251 细胞发生自噬（图11-11）。

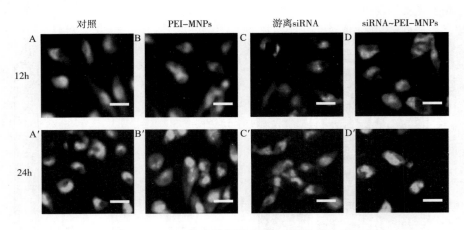

图 11-11　AO 染色检测处理 U251 细胞的自噬

A 和 A′为对照（未处理的 U251 细胞）、B 和 B′为 PEI-MNPs、C 和 C′为游离 *survivin* siRNA、D 和 D′为 siRNA~PEI-MNPs 处理的 U251 细胞。标尺 = 50μm。

本章小结

（1）成功制备 PEI-MNPs 和荧光 FITC 标记的 PEI-MNPs，且 FITC-PEI-MNPs 能够成功用于 U251 细胞内成像。

（2）凝胶阻滞实验分析表明 PEI-MNPs 能够与 *survivin* siRNA 高效结合，且能够成功输送到 U251 细胞内并发挥效应，可用于体内基因药物的输送。

（3）*surviving* siRNA-PEI-MNPs 治疗体系能够显著抑制 U251 细胞的增殖，降低细胞活性并促进细胞凋亡、自噬。

第五篇　基于铁基纳米酶催化的肿瘤治疗

第十二章 ^{CD44}MMSN/AuNPs 纳米酶用于肝肿瘤精准治疗

化疗作为肿瘤治疗中常用的手段之一，由于缺乏针对肿瘤组织和细胞的特异性，通常会导致严重的毒副作用。放射、超声和光热治疗等治疗方法通常能够定位肿瘤部位，但可能对周围组织产生危害，甚至引起肿瘤的侵袭和扩散。目前，基于纳米酶的肿瘤催化治疗被认为是一种具有巨大应用前景的肿瘤治疗新策略，但还存在全身毒性、脱靶及非特异性的限制，为了克服这些局限性，本章制备具有双纳米酶活性、由介孔二氧化硅（SiO_2）包被四氧化三铁（Fe_3O_4）吸附超小粒径金（AuNPs）纳米颗粒所组成的纳米酶（MMSN/AuNPs），再对其进行透明质酸（HA）（乳腺癌细胞 CD44 受体的配基）靶向修饰（^{CD44}MMSN/AuNPs），提高其靶向输送至肝癌细胞及肝肿瘤组织的能力，用于肝肿瘤的靶向精准治疗。

具体制备步骤包括：①利用部分还原共沉淀法合成 Fe_3O_4 NPs 的磁核；②利用大孔径 SiO_2 壳包封 Fe_3O_4 NPs；③利用 APTES 进行氨基化修饰；④超小粒径 AuNPs 原位生长在硅孔中；⑤HA 靶向修饰制备 ^{CD44}MMSN/AuNPs。该体系可以特异性地启动肝肿瘤的顺序催化氧化反应，从而有效地抑制肿瘤生长（图 12-1）。

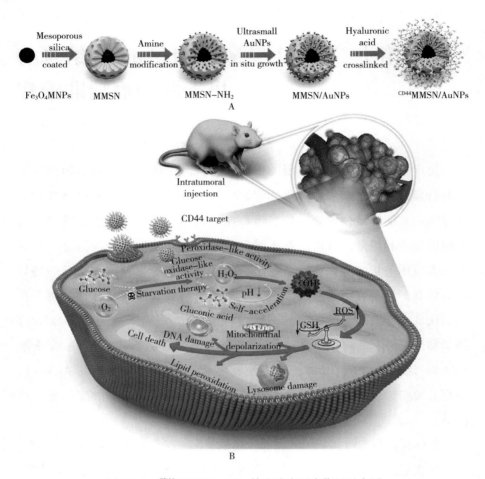

图 12-1　^{CD44}MMSN/AuNPs 精准治疗肝癌作用示意图

A　^{CD44}MMSN/AuNPs 纳米酶的合成过程示意图；B　^{CD44}MMSN/AuNPs 用于肝肿瘤精准治疗的机制。

[本章节研究内容源自著者前期发表论文：Appl Mater Today 2020，21：100827]

12.1　HA 功能化 MMSN/AuNPs 的制备

12.1.1　MMSN 的合成

核壳式 MMSN 合成的具体方法如下：

（1）首先利用化学共沉淀法合成超顺磁性 Fe_3O_4NPs 磁核（详见第二章 2.1.1）。

（2）通过表面活性剂模板的种子生长法合成介孔二氧化硅包封的磁性纳米粒子（MMSN）。

（3）将 740μL 的 Fe_3O_4 NPs 的氯仿溶液（8.4mg/mL）添加到 5mL 的 CTAB 水溶液（0.08mol/L）中，超声 30min 以蒸发氯仿。

（4）将上述分散液添加到由 30mL 水、10mL 乙二醇和 700μL $NH_4 \cdot OH$ 组成的混合物中，在 70℃ 和 120r/min 搅拌下孵育 10min。

（5）添加 700μL 癸烷并搅拌 40min，逐滴添加 700μL 均三甲苯（TMB）并继续搅拌 2h 以均质化。

（6）加入 450μL TEOS，在 70℃ 下反应 3h 后，将合成的胶体溶液以 10000r/min 离心 20min。

（7）使用离子交换方法除去表面活性剂 CTAB，即制得 MMSN，加入 60mL 乙醇（含 60mg NH_4NO_3）中，60℃ 搅拌 2h，重复萃取 3 次，然后过滤产物，用乙醇洗涤，然后 45℃ 真空干燥过夜，获得 MMSN。

12.1.2 MMSN-NH$_2$ 的制备

氨改性的 MMSN 制备方法如下：

（1）将 40mg MMSN 分散在 20mL 乙醇中，随后加入 150μL APTES，回流状态下 78℃ 加热 24h。

（2）离心收集 MMSN-NH$_2$ 纳米材料，用乙醇洗涤 3 次，然后在 45℃ 的真空中干燥过夜，制得 MMSN-NH$_2$。

12.1.3 MMSN/AuNPs 的制备

磁性介孔硅吸附超小粒径金的制备方法如下：

（1）将 40mg 的 MMSN-NH$_2$ 超声处理 20min，分散在 20mL 的去离子水中。

（2）再加入 2mL $HAuCl_4$ 溶液（20mmol/L），进行 20min 的超声处理。

（3）然后加入预冷的 10mL NaBH$_4$（0.1mol/L），将悬浮液以 120r/min 的转速再搅拌 1h。

（4）制备的 MMSN/AuNPs 用去离子水洗涤 3 次，并保存在 4℃下。

12.1.4 ^{CD44}MMSN/AuNPs 的制备

HA（CD44 受体的配基）修饰的 MMSN/AuNPs 的制备方法如下：

（1）将 15mg 的 HA 溶于 5mL 去离子水中，并在室温下完全水合，过夜。

（2）将水合好 HA 加入含有 EDC（2mg/mL）和 NHS（2mg/mL）的 2-（N-吗啉）乙磺酸（MES）缓冲液（pH 6.0）中，室温下反应 90min。

（3）使用 Tris 缓冲液（pH 8.8）将溶液的 pH 调节至 8.3，加入 15mg 的 MMSN/AuNPs，并将溶液在室温下连续搅拌 20h。

（4）将溶液以 10000r/min 离心 20min，离心除去多余的 HA。

（5）通过离心方法分离出结合 HA 的 MMSN/AuNPs。用 PBS（pH 7.4）洗涤 3 次后，将产物分散在 PBS（pH 7.4）中，并保存在 4℃下。

12.2 各纳米颗粒的表征分析

12.2.1 各纳米颗粒的形貌分析

制备的纳米颗粒复合物表征如下：透射电子显微镜（TEM）图像显示 MMSN 表现出明显的核—壳介孔球形结构，直径约为 50nm（图 12-2A）；通过原位 HAuCl$_4$ 生长将高密度超小且分散的 AuNPs 原位生长在 MMSN 的大孔中，制备 MMSN/AuNPs（图 12-2B）。扫描电子显微镜（SEM）图表明：AuNPs 装载后，MMSN 仍呈球形结构（图 12-2C）。高分辨率透射电镜（HRTEM）和 TEM 图像同时显示 AuNPs 的成功负载（图 12-2D 和 E）。暗场图像清楚地显示 MMSN/AuNPs 的结构（图 12-2F），其中 AuNPs 主要分布在较亮的区域。为了精确分析 MMSN/AuNPs 的元素组成，进行了 MMSN/AuNPs 元素映射（EDS-mapping）分析。结果表明，MMSN/AuNPs 中 Au 元素均匀分布在 MMSN 介孔中（图 12-2G~K）。

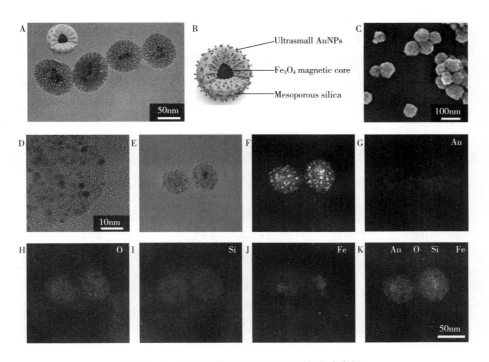

图 12-2 MMSN 和 MMSN/AuNPs 的形貌表征

A MMSN 的 TEM 图像；B MMSN/AuNPs 复合材料的结构示意图；C MMSN/AuNPs 的 SEM 图像；D HRTEM 和 E TEM 图像；F 暗场（HAADF）-STEM 图像；G~K MMSN/AuNPs 的对应区域元素映射（依次为 Au，O，Si，Fe 和 Merge）。

12.2.2 纳米颗粒的结构表征

HA 修饰 MMSN/AuNPs 的结构组成通过 FT-IR 光谱分析。由于介孔硅的包覆，Fe—O—Fe 特征谱带从 574cm^{-1} 变为 561cm^{-1}；1080cm^{-1}、460cm^{-1} 和 930cm^{-1} 处的峰可被认为分别是 Si—O—Si（拉伸振动峰）、Si—O—Si（弯曲振动峰）和 Si—O—Si 的特征峰；N—H（1560cm^{-1}）处的特

征吸收峰表明 MMSN 已被氨改性。1394cm^{-1} 处的光谱证实酰胺基团的 C—N 伸缩振动（图 12-3A）。所有这些结果表明：^{CD44}MMSN/AuNPs 成功制备。

MMSN 载体的孔径和比表面积（SSA）通过 Barrett-Joyner-Halenda（BJH）和 Brunauer-Emmett-Teller（BET）方法进行表征。其比表面积高达 417.39m^2/g，平均孔径为 11.38nm（图 12-3B）。

各纳米粒子 XRD 图谱表明：其峰与 Fe$_3$O$_4$ 的峰相匹配，其中 5 个宽峰出现在 2θ 角，分别为 30.4°、37.4°、43.5°、57.5° 和 63.2°，分别对应于 Fe$_3$O$_4$ 的（220）、（222）、（400）、（511）和（440）的晶格能（ICSD 75-0449）。MMSN/AuNPs 的衍射峰出现在 2θ 角分别为 38.2°、44.4°、64.6°、77.6° 和 81.7° 处，分别指向（111）、（200）、（220）、（311）和（222）的 AuNPs 晶格面（ICSD 65-2870）。另外，MMSN/AuNPs 的 X 射线衍射图谱表明：Fe$_3$O$_4$ NPs 的衍射峰在封装到中孔硅中后显著下降（图 12-3C）。

利用 XPS 对 MMSN/AuNPs 进行表面化学分析。如图 12-3D 所示，XPS 调查光谱显示 C 含量为 23.93%，O 含量为 48.78%，N 含量为 4.14%，Fe 含量为 0.11%，Au 含量为 0.4%，Si 含量为 22.64%。显然，N 元素是由 APTES 的修饰引起的，表明 APTES 的修饰成功。

此外，还检测各纳米颗粒的 zeta 电位，结果表明 MMSN、MMSN-NH2 和 MMSN/AuNPs 的电荷约为 -17.10mV、+8.44mV 和 -22.97mV（图 12-3E），电位的正负变换证实各种改性层的成功涂覆。通过动态光散射（Dynamic Light Scattering，DLS）分析 MMSN/AuNPs 和 ^{CD44}MMSN/AuNPs 在 PBS、去离子水和 RPMI-1640 中的稳定性。结果表明，各纳米颗粒复合物在检测的 48h 内在 3 种介质中均保持相对稳定的粒径尺寸，其中在 RPMI-1640 培养基中具有较大的粒径，分析可能纳米颗粒与培养液蛋白质之间存在相互作用，也暗示各纳米颗粒在各溶剂中均具有良好的稳定性（图 12-3F）。

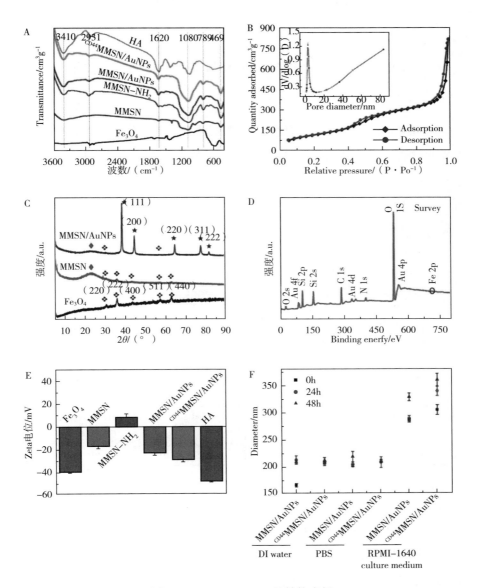

图 12-3 MMSN/AuNP 的结构表征

A ^{CD44}MMSN/AuNPs 各成分的 FTIR 光谱；B MMSN-NH$_2$ 的 N$_2$ 吸收—解吸等温线和相应的孔径分布曲线（插图）；C Fe$_3$O$_4$、MMSN 和 MMSN/AuNPs 的 XRD 图谱；D MMSN/AuNPs 的 XPS 光谱；E ^{CD44}MMSN/AuNPs 各成分的 ζ 电势测定；F 动态激光散射（DLS）测定去离子水、PBS 和 RPMI-1640 培养基中 MMSN/AuNPs 和^{CD44}MMSN/AuNPs 的稳定性。

12. 3　^{CD44}MMSN/AuNPs 双酶样活性分析

^{CD44}MMSN/AuNPs 纳米催化剂的双酶样催化活性分析：^{CD44}MMSN/AuNPs 首先通过氧气催化氧化葡萄糖，生成葡萄糖酸和 H_2O_2（图 12-4A，步骤 Ⅰ）；随后，生成的葡萄糖酸降低环境 pH，从而加快^{CD44}MMSN/AuNPs 的 POD 样催化活性（图 12-4A，步骤 Ⅱ）；最后基于 Au-Fe_3O_4 复合材料的协同过氧化物酶样活性产生·OH。

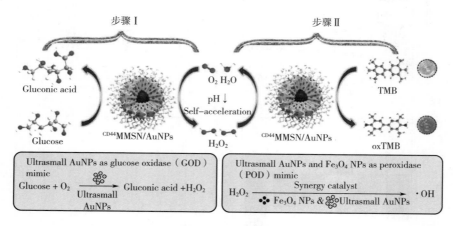

图 12-4　^{CD44}MMSN/AuNPs 的级联催化反应示意图

图 12-5A 显示：单独的 Fe_3O_4、MMSN 和 MMSN-NH_2 不会引发级联反应，由于这些纳米粒子不具有葡萄糖氧化酶活性，而^{CD44}MMSN/AuNPs 可以通过自加速过程实现催化级联反应。

在自旋共振（ESR）光谱中，·OH 的特征峰证实：在^{CD44}MMSN/AuNPs 溶液中加入 10mmol/L 葡萄糖会诱导生成大量的·OH。BMPO/·OH 加合物的特征光谱还表现出强度比为 1∶2∶2∶1 的四线光谱（图 12-5B）。此外，^{CD44}MMSN/AuNPs 纳米催化剂可在酸性及葡萄糖存在条件下，有效诱导·OH 自由基的产生。1，3-二苯基异苯并呋喃（DPBF）用于定量产生的·OH，其依据是·OH 将绿色的 DPBF 氧化为无色的 DPBF 阳离子自由基，从而导致其在紫外光 410nm 波长处的吸收强度降低。当^{CD44}MMSN/AuNPs 和其他含有葡萄糖（10mmol/L）的纳米颗粒溶液在酸性条件下（pH 3.6）混合 60min 后，DPBF 的吸收强度显著降低（图 12-5C）。而没有葡萄糖或在中性条件的对照组中，未观察到吸收强度的明显变化。研究还检测了各纳米颗粒 DPBF 溶液的吸收强度（图 12-5D）。Fe_3O_4、MMSN 和 MMSN-NH$_2$ 溶液的吸收强度未见明显下降，与图 12-5A 得到的现象相同，该曲线与反应动力学方程拟合如下〔式（12-1）〕：

$$[A_0] = [A_t] \cdot e^{-kt} \tag{12-1}$$

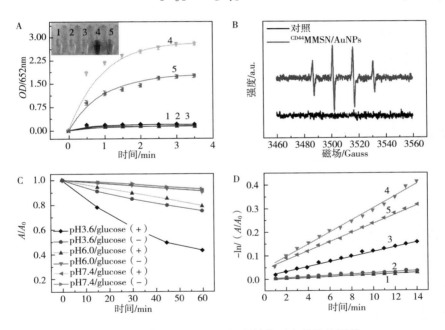

图 12-5　^{CD44}MMSN/AuNPs 级联催化反应的性能评估

A　TMB 氧化在 652nm 处吸光度随时间的变化：（1）Fe_3O_4 NPs；（2）MMSN；（3）MMSN-NH$_2$；（4）MMSN/AuNPs；（5）^{CD44}MMSN/AuNPs；B　含或不含 20mmol/L 葡萄糖溶液的^{CD44}MMSN/AuNPs（400μg/mL）的 ESR 谱图；C　在不同 pH 条件下使用^{CD44}MMSN/AuNPs 使用（+）或不使用（-）葡萄糖的吸光度比值；D　葡萄糖存在或不存在葡萄糖条件下各纳米颗粒 DPBF 混合物的一阶反应动力学方程拟合曲线，1~5 的指代同上。

$[A_0]$ 代表初始吸光度，而 $[A_t]$ 代表下一次 $[A_0]$ 的吸光度，指示测量的间隔时间，即 1min。因此，该级联反应符合一级反应动力学方程。

12.4 ^{CD44}MMSN/AuNPs 血液相容性和细胞毒性分析

12.4.1 ^{CD44}MMSN/AuNPs 的溶血反应

血液相容性是生物相容性的重要组成部分，因此，在使用纳米催化剂之前，对 ^{CD44}MMSN/AuNPs 进行溶血性能评估。结果表明：与阳性对照相比，MMSN/AuNPs 在各测定浓度下几乎不表现出溶血作用。在最大浓度下（400μg/mL），^{CD44}MMSN/AuNPs 的溶血率远小于 1%（图 12-6A），表明其在研究浓度范围内具有很好的血液相容性，^{CD44}MMSN/AuNPs 可用于体内肿瘤治疗。

12.4.2 ^{CD44}MMSN/AuNPs 抗增殖能力评估

前期研究结果显示：酸性条件下，^{CD44}MMSN/AuNPs 催化产生的·OH含量更高；在中性条件下，细胞活力逐渐下降，这归因于葡萄糖消耗的饥饿疗法；在较低浓度（3.125~12.500μg/mL）下，MMSN/AuNPs 表现出较高的细胞破坏率，这是由于 MMSN/AuNP 比 ^{CD44}MMSN/AuNPs 具有更高的催化活性。当剂量增加到 12.500μg/mL 时，由于 CD44 受体介导的内吞作用，^{CD44}MMSN/AuNPs 表现出比 MMSN/AuNPs 高的抗增殖活性（图 12-6B），这是由于 HepG2 细胞高表达 CD44 蛋白，使得纳米粒子更容易进入靶细胞而发挥抗肿瘤细胞增殖作用。

12.4.3 ^{CD44}MMSN/AuNPs 细胞摄取分析

将 HepG2 细胞与 RBITC 标记的 MMSN/AuNPs 或 ^{CD44}MMSN/AuNPs 在中性（pH 7.4）和酸性（pH 6.0）培养基中共孵育 4h，DAPI 复染细胞核后，利用倒置荧光显微镜观察、拍照。结果如图 12-6C 所示：共孵育后，与非靶向 MMSN/AuNPs 相比，靶向ᶜᴰ⁴⁴MMSN/AuNPs 的荧光信号显著增加，是由于 HepG2 细胞高表达 CD44，通过 HA 受体介导的内吞途径，有效地提高了细胞摄取纳米颗粒的量；在微酸性条件下（pH 6.0），ᶜᴰ⁴⁴MMSN/AuNPs 对 HepG2 细胞靶向效率显著高于中性条件（pH 7.0）。

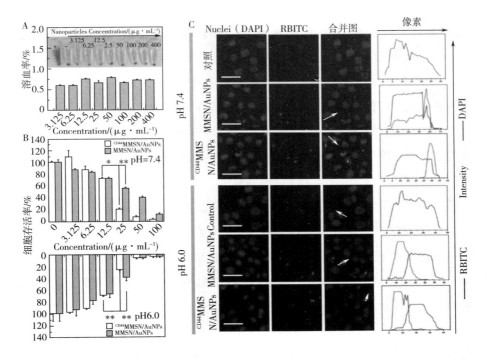

图 12-6　生物安全性和抗增殖能力评估

　　A　将ᶜᴰ⁴⁴MMSN/AuNPs 与各浓度红细胞共孵育后的溶血分析，以 PBS 为阴性（-）和去离子水为阳性对照（+）。插图：溶血照片；B　不同 pH 值条件下，MMSN/AuNPs 和ᶜᴰ⁴⁴MMSN/AuNPs 的浓度依赖性细胞毒性。平均值±s. d.（$n=4$）。* $P<0.01$，** $P<0.005$；C　ᶜᴰ⁴⁴MMSN/AuNPs 和 MMSN/AuNPs 的细胞摄取分析。将 HepG2 细胞与 MMSN/AuNPs 或ᶜᴰ⁴⁴MMSN/AuNPs 在中性（pH 7.4）和酸性（pH 6.0）条件下共孵育后的荧光图，DAPI（蓝色）复染细胞核，使用 IPP 软件（Image Pro Plus）定量相应强度。比例尺＝50μm。

12.5 ^{CD44}MMSN/AuNPs 对 HepG2 细胞内氧化应激的影响

12.5.1 ^{CD44}MMSN/AuNPs 纳米酶调控 HepG2 细胞 GSH 和 ROS 的表达水平

为了确认由 ^{CD44}MMSN/AuNPs 纳米催化剂引起的 HepG2 细胞内·OH 的生成，将 ^{CD44}MMSN/AuNPs 与 HepG2 细胞在共孵育 12h 后，然后使用 2′，7′-二氯荧光素二乙酸酯（DCFH-DA）探针进行检测。DCFH-DA 可以渗透细胞膜，细胞膜可以被酯酶裂解产生 2′，7′-dichlorofluorescein（DCFH），所产生的 DCFH 可被产生的·OH 自由基氧化，生成绿色荧光的 2′，7′-二氯荧光素（DCF）。如图 12-7A 所示，共孵育后，在弱酸性条件下，^{CD44}MMSN/AuNPs 组细胞中明显可见强绿色荧光，但对照组未观察到绿色荧光。这些结果进一步证实 ^{CD44}MMSN/AuNPs 可通过级联催化反应产生·OH 自由基。图 12-7B 显示 ^{CD44}MMSN/AuNPs 诱导细胞内 GSH 的显著降低，暗示细胞内氧化还原状态的失衡。

12.5.2 各模式处理 HepG2 细胞脂质过氧化水平和线粒体膜电位评估

为研究 ^{CD44}MMSN/AuNPs 是否可在缺氧状态下诱导细胞死亡，测量脂质过氧化作用和线粒体破坏情况。使用硫代巴比妥酸（TBA）评估治疗后的脂质过氧化作用。用 ^{CD44}MMSN/AuNPs 处理后，丙二醛（MDA）水平与对照组相比增加了约 300%，表明脂质过氧化作用明显（图 12-7C）；利用罗丹明 123 用于测量线粒体膜电位（MMP）。如图 12-7D 和 E 所示，^{CD44}MMSN/AuNPs 诱导细胞内绿色荧光聚集的增加，特别是在 pH 6.0 处理后，表明线粒体膜去极化、线粒体受到破坏。

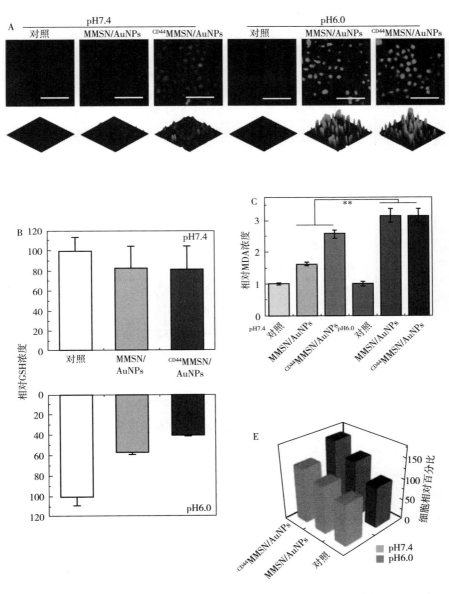

图 12-7

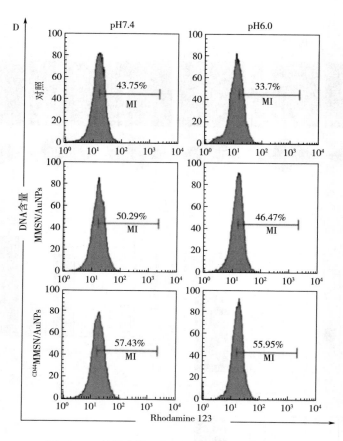

图 12-7　各模式处理 HepG2 细胞氧化应激分析

A　DCFH-DA 探针检测 HepG2 细胞内·OH 水平及相应的三维图像分析。比例尺＝200μm；B　MMSN/AuNPs 和 CD44MMSN/AuNPs 处理 HepG2 细胞的相对 GSH 浓度；C　HepG2 细胞中 MDA 含量的变化（＊＊ $P<0.005$）；D　MMSN/AuNPs 和 CD44MMSN/AuNPs 处理 HepG2 细胞线粒体膜电位的流式分析；E　细胞相对百分比的定量分析。

12.6　CD44MMSN/AuNPs 对 HepG2 细胞凋亡的影响

FITC-Annexin V 和碘化丙啶（PI）染色后，通过流式细胞仪进一步分析用各纳米催化剂处理 HepG2 细胞的凋亡情况。如图 12-8A 和 B 所示，用 25μg/mL 的 ^{CD44}MMSN/AuNPs 处理 12h 的 HepG2 细胞在 pH 6.0 时显示出最高的 HepG2 细胞凋亡率，达到 48.01%，而在 pH 7.4 时仅检测到微弱的细胞凋亡率，表明：在弱酸性条件下，AuNPs 和 Fe$_3$O$_4$ NPs 介导的级联催化反应诱导了细胞凋亡。

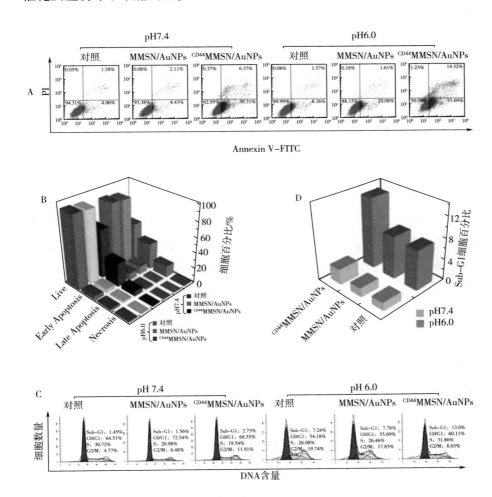

图 12-8 各模式处理 HepG2 细胞的凋亡分析

A 用各模式处理 HepG2 细胞 12h 后，FITC-annexin V 和 PI 染色分析；B 对活细胞、早期凋亡、晚期凋亡和坏死细胞进行相应的定量分析；C ^{CD44}MMSN/AuNPs 和 MMSN/AuNPs 与 HepG2 细胞共培养 12h 后的细胞周期分布；D 各期细胞百分比的定量分析。

通过流式细胞术分析了在 pH 6.0 或 7.4 的 MMSN/AuNPs 和[CD44]MMSN/AuNPs 处理后的 HepG2 细胞周期分布。如图 12-8C 和 D 所示，在中性条件下，用 MMSN/AuNPs 和[CD44]MMSN/AuNPs 处理的 HepG2 细胞，Sub-G1 期的比例从 1.45% 增加到 1.56% 和 2.73%，而在酸性条件下，从 7.24% 急剧增加到 7.78% 和 13.0%。这些结果表明：酸性条件下，诱导 ROS 的含量更高，从而导致细胞凋亡程度更高。总之，[CD44]MMSN/AuNPs 纳米催化剂可以有效诱导 HepG2 细胞凋亡。

12.7 [CD44]MMSN/AuNPs 体内抑制肝肿瘤增殖的效果评估

[CD44]MMSN/AuNPs 纳米催化剂在体外具有较好地抑制 HepG2 细胞增殖的效果。因此，探索[CD44]MMSN/AuNPs 纳米催化剂的体内抑瘤效果。使用 4~6 周龄的 BALB/c-nu 小鼠构建肝癌动物模型，具体构建程序如图 12-9A 所示。将 HepG2 细胞（每个部位 1×10^6 个细胞）皮下注射到雄性 BALB/c-nu 小鼠的左肋骨中。肿瘤体积达到 $50mm^3$ 后，将小鼠随机分为三组（对照组，MMSN/AuNPs 和[CD44]MMSN/AuNPs 组，$n=5$），并按照每两天 20mg/kg 的注射量瘤内注射生理盐水（对照组），MMSN/AuNPs 或[CD44]MMSN/AuNPs。每两天测量一次体重和肿瘤直径，持续 15d。使用式（12-2）估算肿瘤体积：

$$V=1/2\times a\times b^2 \tag{12-2}$$

其中 a 和 b 分别是肿瘤的长径和短径。根据式（12-3）计算肿瘤抑制率

$$(1-V_t/V_0)\times100\%$$

其中 V_t 和 V_0 分别是治疗组和对照组的肿瘤体积。

治疗 15d 后，处死小鼠，收集肿瘤和主要器官（包括心、肝、脾、肺、和肾）进行组织病理学分析，包括，TUNEL 和抗原 Ki-67 染色。

研究结果表明，在 15d 的治疗期内，未观察到所有小鼠体重的显著变化（图 12-9C），表明：治疗过程中纳米催化剂未影响小鼠机体生理过程、无明

显的毒性；在给药后，^{CD44}MMSN/AuNPs 可有效抑制 HepG2 肿瘤的生长（图 12-9B）；MMSN/AuNPs 和 ^{CD44}MMSN/AuNPs 对肿瘤体积的抑制率分别为 12.22% 和 53.21%（图 12-9D 和 E），肿瘤内给药的抑制效果令人满意。

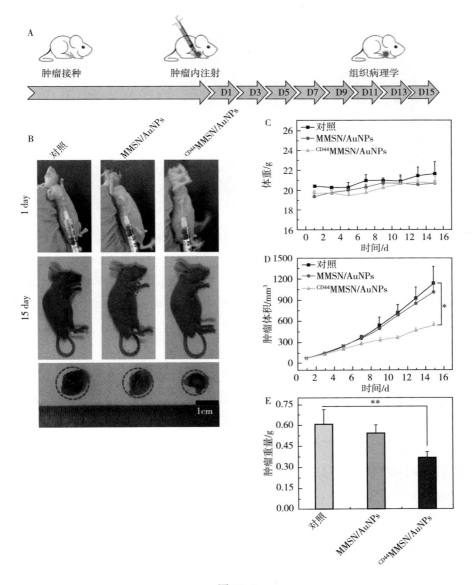

图 12-9

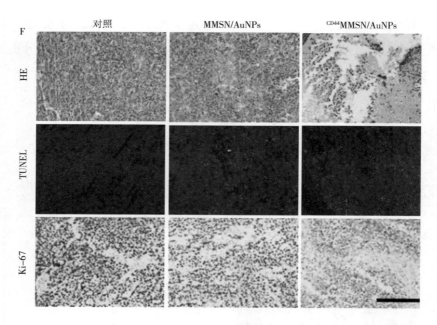

图 12-9　纳米催化剂体内的治疗效果

A　^{CD44}MMSN/AuNPs 体内治疗的实验方案；B　HepG2 荷瘤小鼠和解剖出肿瘤的照片；C
15d 治疗期小鼠的体重曲线；D　肿瘤生长曲线（$n = 5$，平均值±s. d.）（ $* P < 0.05$ ）；E　治疗
15d 后肿瘤的重量；F　HE、TUNEL 染色和 Ki-67 免疫组织化学染色分析肿瘤组织病理变化。比
例尺 = 200μm。

　　使用 HE、TUNEL 和抗原 Ki-67 染色进行机制分析（图 12-9F）。
HE 染色说明治疗后肿瘤组织内细胞量急剧减少，说明纳米催化剂有良好
抑制、治疗肿瘤的效果；TUNEL 和抗原 Ki-67 染色结果表明：在三个治
疗组中，代表细胞凋亡的 TUNEL 染色信号增加、代表肿瘤细胞增殖程度
的抗原 Ki-67 染色信号减少，表明治疗后 HepG2 肿瘤细胞增殖降低、凋
亡增加。

　　从小鼠主要器官（心、肝、脾、肺、肾）的 HE 染色图来看（图 12-10），
无明显的组织损伤，未发现肿瘤的特异性浸润和转移，结果表
明：^{CD44}MMSN/AuNPs 催化剂不会导致肿瘤转移、也没有明显的生物毒性。

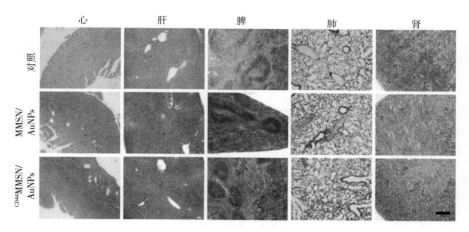

图 12-10　小鼠主要器官组织切片图像（HE 染色）

比例尺 = 500μm。

本章小结

（1）成功构建一种基于无机仿生^{CD44}MMSN/AuNPs 纳米酶的级联催化体系，具有很高的双纳米酶活性。

（2）^{CD44}MMSN/AuNPs 能够通过级联反应催化葡萄糖氧化生成大量的葡萄糖酸和 H_2O_2，随后生成的 H_2O_2 被 Fe_3O_4 和 AuNPs 催化生成高毒性羟基自由基（·OH），可高效诱导 HepG2 细胞凋亡和死亡。

（3）^{CD44}MMSN/AuNPs 具有显著靶向抑制体内肿瘤生长的能力，抑制率为 53.21%。

第十三章 ^{CD44}FMNA 纳米酶携载 NO 供体靶向治疗乳腺癌

乳腺癌作为女性健康的一大杀手，严重威胁女性的生命健康，因此受到越来越多的关注。目前，常规化疗虽然能够延长患者的生存时间，但所带来的全身毒副作用常常限制化疗药物的使用。近年来，基于纳米酶催化活性的化学动力学疗法（chemodynamic therapy，CDT）因其无毒治疗的独特优势，对乳腺癌治疗具有巨大潜力。然而，目前纳米酶的选择性和特异性较低，存在脱靶"毒性"，而且在复杂的乳腺肿瘤微环境中，单一 CDT 对乳腺癌治疗效果受限。鉴于此，开发基于特异靶向性纳米酶的高效联合策略对乳腺癌治疗具有非常重要的实用意义。

研究表明，NO 作为第二信使参与多种细胞生理和病理活动，NO 的抑瘤行为具有浓度依赖性，高剂量的 NO 可直接诱导细胞凋亡或坏死，但由于 NO 反应活性高、选择性差、半衰期短等固有特性，也极大地限制了 NO 在生物医学领域的进一步研究和发展。

通过纳米平台选择性地将 NO 或 NO 供体递送至病灶区域，可以最大限度地发挥 NO 对肿瘤治疗的效果。本章提出利用 Anti-CD44 抗体功能化纳米酶携载 NO 供体靶向治疗乳腺癌的研究策略。以超顺磁性四氧化三铁纳米颗粒（Fe_3O_4 NPs）为核心，包覆能够原位产生氧的二氧化锰（MnO_2），利用物理吸附法将化疗药物 NO 供体吸附在孔道内，通过原位生长法，利用金纳米颗粒（Au NPs）堵住孔道，防止药物泄漏；最后，偶联能够特异性靶向乳腺癌的 Anti-CD44 抗体，即构建成 Anti-CD44 抗体功能化修饰的纳米酶治疗体系（^{CD44}FMNA NPs）。通过^{CD44}FMNA NPs 纳米酶催化反应产生高毒性·OH 特异性靶向诱导乳腺癌 MDA-MB-231 细胞发生凋亡，同时联合 NO 供体进一步提高纳米酶催化治疗的效率，最终达到协同增强乳腺癌治疗效果的目的（图 13-1）。

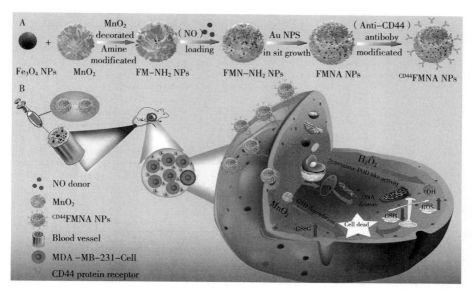

图 13-1 ^{CD44}FMNA NPs 的制备及协同 NO 供体治疗乳腺癌示意图

13.1 ^{CD44}FMNA 的制备与表征

13.1.1 ^{CD44}FMNA 的制备

首先采用化学共沉淀法制备超顺磁性 Fe_3O_4 NPs，采用水热合成法合成以 Fe_3O_4 NPs 为核、MnO_2 层修饰的核壳结构纳米颗粒；随后，通过 APTES 对 Fe_3O_4@MnO_2 NPs（FM）进行氨基化修饰；再通过物理吸附法将 NO 供体装载到载体上，原位生成 Au NPs 堵住孔道，防止药物泄漏；最后，通过 Traut's 试剂和交联剂 sulfo-SMCC 与 Anti-CD44 抗体结合，制备免疫亲和^{CD44}FMNA 纳米酶（如图 13-2 所示）。

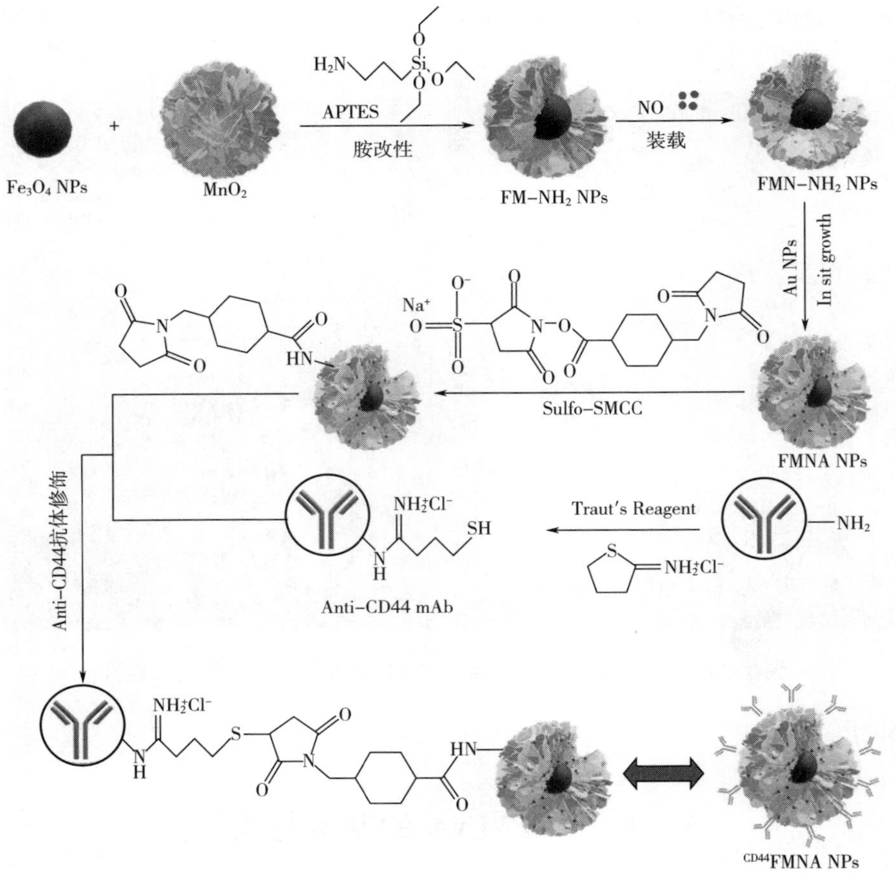

图 13-2　^{CD44}FMNA NPs 合成过程示意图

13. 1. 2　^{CD44}FMNA 的表征

　　制备的各种纳米粒子表征如下：TEM 形貌表征结果如图 13-3A～C 所示。制备的 FM 呈球形、花状结构，平均粒径 50nm；负载超小粒径 AuNPs后，FMA 仍保持球形、花状结构，平均粒径 60nm；为准确分析纳米体系中的元素组成，对 FMA 进行 EDS 元素图分析，结果如图 13-3D～I 所示，FMA 含有 Fe、O、Mn 和 Au 四种元素，且 FMA 中 Au 的均匀分布也通过EDS 元素映射得到了验证。

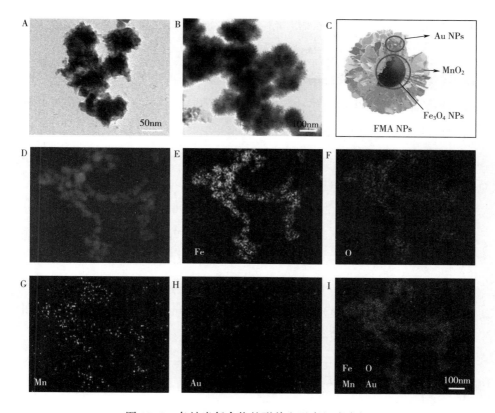

图 13-3 各纳米复合物的形貌和元素组成表征

A FM 纳米颗粒的 TEM 图；B FMA 纳米颗粒的 TEM 图；C FMA 纳米颗粒的结构示意图；D FMA 纳米颗粒的 HAADF-STEM 图；E~I 相应区域的元素图（依次是 Fe、O、Mn、Au 和合并图）。

利用 FT-IR 光谱进一步分析 FMA 的成分结构（图 13-4A）。Fe_3O_4 NPs 的光谱在 $573cm^{-1}$ 处有明显的吸收峰，对应于 Fe—O 键合振动。$3435cm^{-1}$ 和 $1625cm^{-1}$ 处的吸收峰分别代表吸附水的 O—H 伸缩振动和变形振动。另外，$2923cm^{-1}$ 处的峰被认为是亚甲基残基的伸缩振动。$1541cm^{-1}$ 处较弱的吸收峰是 N—H 弯曲振动峰，表明 FMA 已成功胺化。$3200 \sim 3600cm^{-1}$ 显示出宽且明显的吸收峰，对应于改性层内水的 O—H 键的重叠羟基伸缩带。以上数据表明 FMA 成功合成。

使用 X 射线衍射仪进一步表征制备的纳米复合材料的晶体结构。图

13-4B 表示 $2\theta = 30.3°$、$35.7°$、$43.3°$、$53.8°$、$57.2°$ 和 $62.9°$ 处的衍射峰，对应于（220）、（311）、（400）、（422）的晶面，（511）和（440）Fe_3O_4 纳米颗粒。因此，所得的纳米粒子具有类似于 Fe_3O_4（JCPDS 19-0629）标准结构的结晶立方尖晶石结构。Fe_3O_4 的所有特征峰在 FM 的 XRD 图中也有明显的体现。此外，$2\theta = 37.3°$、$40.4°$ 和 $75.2°$ 处的峰对应于（101）、（020）和（301）晶面，证明 FM 的单斜晶体结构。这与标准的 MnO_2 晶体结构（JCPDS 50-0866）相同。这些结果也证实催化剂 FM 已成功制备。FMA 的 XRD 峰出现在 2θ 角 $38.2°$、$44.4°$、$64.6°$、$77.6°$ 和 $81.7°$ 处，分布在（111）、（200）、（220）、（311）和（222）晶格上 AuNPs 平面（JCPDS 04-0784），进一步表明 FMA 已成功合成。

通过氮气吸附-解吸技术检测 FM 载体的孔径和比表面积（SSA）BJH（Barrett Joyner-Halenda）和 BET（Brunauer-Emmett-Teller）。结果如图 13-4 C 所示，比表面积高达 $81.15m^2/g$，平均孔径为 $17.91nm$。

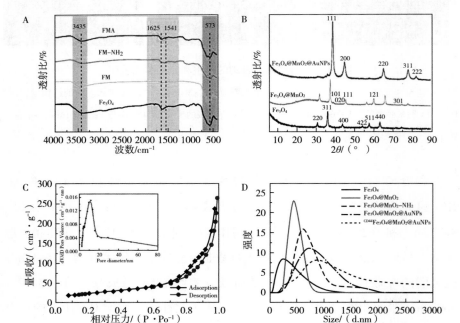

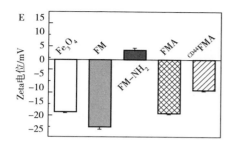
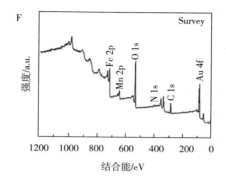

图 13-4 各纳米复合物的结构表征

A Fe$_3$O$_4$、FM、FM-NH$_2$ 和 FMA 的 FTIR 光谱；B Fe$_3$O$_4$、FM 和 FMA 的 XRD 图；C FM 的吸附—解吸等温线和相应的孔径分布曲线；D Fe$_3$O$_4$ NPs、FM、FM-NH$_2$、FMA 和 ^{CD44}FMA 的粒径；E Zeta 电位测定；F FMA 的 XPS 光谱。

图 13-4D 显示 Fe$_3$O$_4$ NPs、FM、FM-NH$_2$、FMA 和 ^{CD44}FMA 的平均流体动力学粒径分布分别为 255nm、458nm、615nm、712nm 和 825nm。Zeta 电位测量表明 Fe$_3$O$_4$ NPs、FM、FM-NH$_2$、FMA 和 ^{CD44}FMA 的电荷约为 -18.7mV、-23.6mV、3.5mV、-18.9mV 和 -10.8mV。氨基化修饰导致电势从 -23.6mV 增加到 3.5mV（图 13-4E）。这些结果证明 ^{CD44}FMA 的成功合成。

通过 X 射线光电子能谱（XPS）分析 FMA 的元素组成。如图 13-4F 所示，FMA 的 XPS 全谱中 Fe 2p 峰的存在证明纳米体系中 Fe$_3$O$_4$ 纳米粒子的存在；Mn 2p 峰的存在证明 MnO$_2$ 层的成功封装；N 1s 峰的存在证明胺化修饰成功；Au 4f 峰的存在证明金的原位生成。

13.2 ^{CD44}FMA 的类酶活性探索

TMB 可以被氧化成蓝色产物 oxTMB，在 652nm 处有特定吸收峰。研究结果表明单独的 H$_2$O$_2$ 和 ^{CD44}FMA 不能引起 TMB 的颜色变化，只有当两者同时存在时，TMB 才会被氧化成蓝色，随着 MnO_2 层和氨基化修饰，纳米酶的催化活性逐渐降低。但原位生长 AuNPs 后表现出超高的催化活性，分析可能是由于超小粒径的 AuNPs 与 Fe_3O_4 NPs 通过类 POD 反应产生协同催化作用（图 13-5A 和 B）。TMB 的颜色随着反应时间的增加而变深，表明[CD44]FMA 纳米酶会持续催化 TMB 的氧化（图 13-5C）。吸光度随着[CD44]FMA 浓度的增加而迅速增大，说明反应速率也随之升高（图 13-5D）。[CD44]FMA 氧化 TMB 的能力随着 pH 值的增加而降低，在 pH 值为 3.6 时，催化活性最高（图 13-5E）。天然 POD 酶活在 35℃时具有最大的催化活性，随着温度的升高，催化活性迅速下降，而纳米酶在 45℃时发挥最大的催化活性，并且随着温度的升高，仍保持接近 80% 的催化活性（图 13-5F）。

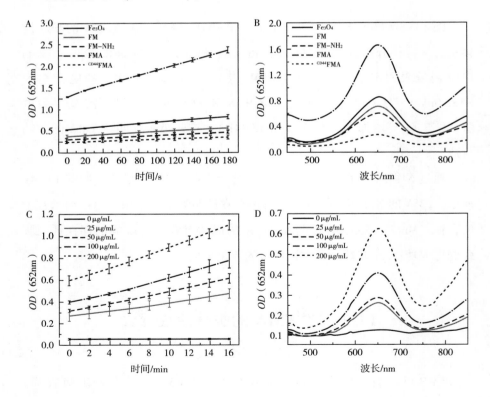

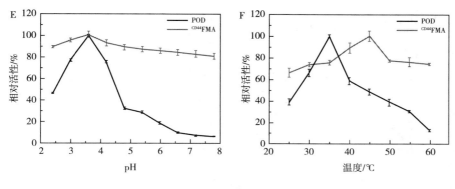

图 13-5 ^{CD44}FMA 的类酶活性分析

A 各纳米颗粒吸光度随时间的变化；B 各纳米颗粒的全波长扫描；C 各浓度^{CD44}FMA 吸光度随时间的变化；D 不同浓度^{CD44}FMA 的全波长扫描图谱；E POD 和^{CD44}FMA 催化活性随 pH 值的变化；F POD 和^{CD44}FMA 催化活性随温度的变化。

13.3 ^{CD44}FMA 的稳态动力学分析

根据朗伯—比尔定律，将吸光度变化的平均变化速度转化为羟基自由基生成的速度（V）。利用 H_2O_2 和 TMB 作为底物测定 POD 和^{CD44}FMA 的 Michaelis–Menten 稳态动力学参数。

利用双倒数图分析米氏常数（K_m）和最大速度（V_{max}），结果如图 13-6 所示。以 H_2O_2 为底物时，K_m 和 V_{max} 分别为 4.53mmol/L 和 5.53×10^{-8} mol/$L^{-1}s^{-1}$；以 TMB 为底物时，K_m 和 V_{max} 分别为 0.99mmol/L 和 1.69×10^{-7} mol·$L^{-1}s^{-1}$。以 H_2O_2 为底物时，POD 的 K_m 和 V_{max} 分别为 4.33mmol/L 和 4.06×10^{-8} mol·$L^{-1}s^{-1}$；以 TMB 为底物时，POD 的 K_m 和 V_{max} 分别为 0.45mmol/L 和 6.03×10^{-8} mol·$L^{-1}s^{-1}$。可以看出，纳米酶与 POD 相比具有相似的 K_m，即与底物的亲和力接近，但纳米酶的 V_{max} 明显高于 POD，说明纳米酶具有更大的反应速率，表明^{CD44}FMA 具有良好的催化性能。

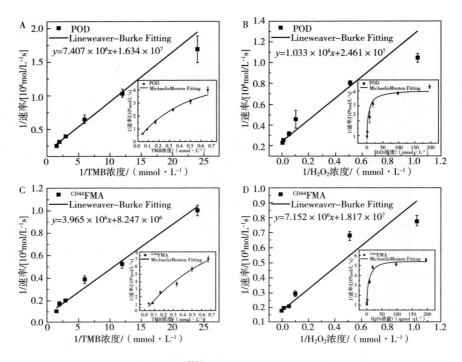

图 13-6　^{CD44}FMA 的稳态动力学分析

A　以 TMB 作为底物，POD 的初始反应速率与底物浓度倒数的 Lineweaver-Burk 图；B　以 H_2O_2 作为底物，POD 初始反应速率与底物浓度倒数的 Lineweaver-Burk 图；C　以 TMB 作为底物，^{CD44}FMA 初始反应速率与底物浓度倒数的 Lineweaver-Burk 图；D　以 H_2O_2 作为底物，^{CD44}FMA 初始反应速率倒数与底物浓度的 Lineweaver-Burk 图。

13.4　^{CD44}FMA 的免疫活性分析

利用间接免疫荧光法评估 FMA 是否和 Anti-CD44 抗体成功偶联。如图 13-7A 所示，^{CD44}FMA 显示出明显的红色荧光，而未偶联抗体的 FMA 没有观察到荧光，表明 Anti-CD44 抗体与 FMA 成功偶联。

利用免疫细胞化学染色检测乳腺癌 MDA-MB-231 细胞、正常肝细胞 L-02 和人脐静脉内皮细胞（HUVECs）中 CD44 蛋白的表达水平（具体方

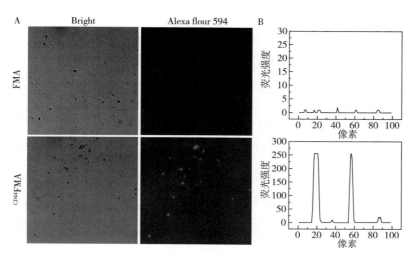

图 13-7 ^{CD44}FMA 的免疫活性检测

A 未偶联 Anti-CD44 抗体的 FMA 纳米载体，作为对照，偶联 Anti-CD44 抗体的^{CD44}FMA 纳米载体，发红色荧光；B FMA 和^{CD44}FMA 荧光强度定量分析。

法参考第二章）。结果如图 13-8 所示，CD44 蛋白在乳腺癌 MDA-MB-231 细胞中高表达，而在 L-02 和 HUVEC 中不表达或低表达，表明 CD44 可以作为乳腺癌诊断和治疗中潜在的靶向配体。

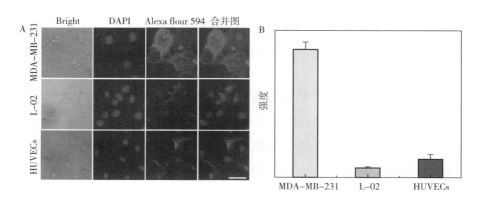

图 13-8 免疫细胞化学染色检测各细胞 CD44 蛋白表达

A 乳腺癌 MDA-MB-231 细胞、正常 L-02 肝细胞和 HUVECs 细胞的 CD44 蛋白免疫细胞化学染色，DAPI 染色细胞核，比例尺为 50μm；B 对应的荧光定量分析。

13.5　$^{\text{CD44}}$FMNA 载药及药物释放性能分析

　　利用物理吸附法，将 NO 供体装载于 FM-NH$_2$ 中，为了证明$^{\text{CD44}}$FMNA 载药的可行性，根据 NO 供体浓度的标准曲线，测定上清液中 NO 供体浓度以确定药物的装载情况。结果如图 13-9A 所示，NO 供体标准曲线方程为 $y=0.0323x+0.088$，相关系数 R^2 为 0.998，说明具有较好的线性关系。通过测定载药前后溶液中 NO 供体的浓度，计算出载药前后的浓度差，计算出 NO 供体载药率为 6.06%，包封率为 64.5%。

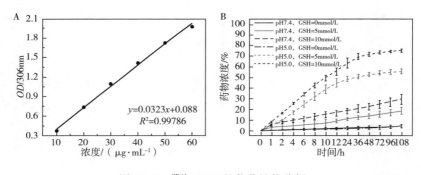

图 13-9　$^{\text{CD44}}$FMNA 的载药性能分析

　　A　NO 供体的标准曲线；B　$^{\text{CD44}}$FMNA 在不同 GSH 浓度和不同 pH 条件下的 NO 供体释放曲线。

　　采用透析法研究$^{\text{CD44}}$FMNA 的药物释放性能。如图 13-9B 所示，在 GSH 浓度为 0 时，无论是 pH7.4 还是 pH5.0，药物基本上不释放；当 GSH 的浓度增加，药物释放均有所增加，说明 GSH 能够加速纳米体系的降解，从而使 NO 供体更快地释放出来；随着 pH 的降低，药物释放同样加快，说明酸性环境能够加快 NO 供体药物的释放行为。当 GSH 浓度为 10mmol/L，pH 为 5.0 时，至 108h，NO 供体的累计释放量达到 74.6%。这些数据显示，在肿瘤微酸性和过量 GSH 的环境中，NO 供体的释放要远远高于在正常组织中的释放，从而减少药物对正常组织带来的毒副作用。

13.6 ^{CD44}FMNA 生物相容性分析

血液相容性是生物相容性的重要表现，因此，测试了^{CD44}FMA 纳米酶的血液相容性。具体方法为：

用肝素作为抗凝剂，收集新鲜血液（2.5mL），并在 4℃ 下以 2500r/min 离心 15min，弃去上清液。随后，将血液用生理盐水（0.9%）洗涤，获得红细胞（RBC）。用适量的生理盐水稀释红细胞配制成 2% 的 RBC 悬液。然后，分别取不同浓度（25μg/mL、50μg/mL、100μg/mL、200μg/mL、400μg/mL）的^{CD44}FMNA 悬液与等体积 2% RBC 悬液混合均匀，生理盐水作为阴性对照，去离子水作为阳性对照。在室温下稳定 4h 后，收集上清液测定其在 540nm 处的吸光度，计算溶血率 ［式（13-1）］。

$$溶血率（\%）= \frac{待测样品\ OD\ 均值 - 阴性样品\ OD\ 均值}{阳性样品\ OD\ 均值 - 阴性样品\ OD\ 均值} \quad (13-1)$$

结果如图 13-10 所示，与对照组相比，FMA 在 50~400μg/mL 浓度下，很少表现出溶血作用。即使纳米系统的浓度达到 400μg/mL，其溶血率仅为 1.59%，远低于 5%，表明其在研究浓度下具有良好的血液相容性，满足医用材料的溶血要求。

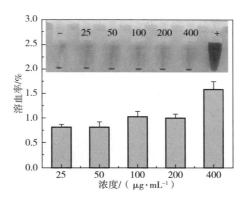

图 13-10 ^{CD44}FMA 纳米体系的溶血分析

13.7 ^{CD44}FMA 靶向性分析

从生物透射电镜图可以看出，非靶向 FMA 纳米酶主要聚集在 MDA-MB-231 细胞外，仅少量进入 MDA-MB-231 细胞内。而靶向组中的^{CD44}FMA 纳米酶，通过 Anti-CD44 单克隆抗体与过表达的 CD44 蛋白的介导作用，^{CD44}FMA 的细胞摄取量显著增加（图 13-11）。由于^{CD44}FMA 的靶向作用，能够特异靶向肿瘤细胞，不仅增加对肿瘤细胞的杀伤作用，还能够减少对正常组织的毒副作用。

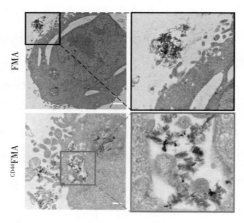

图 13-11　与 FMA 或^{CD44}FMA 共培养后 MDA-MB-231 细胞的透射电镜图

13.8 ^{CD44}FMNA 的抗增殖能力分析

采用 MTT 法检测各浓度^{CD44}FMA 纳米酶和^{CD44}FMNA 纳米酶处理对 MDA-MB-231 细胞增殖能力的影响。结果如图 13-12A 所示，随着^{CD44}FMA 纳米酶浓度的增加，细胞活力逐渐降低，当浓度达到 100μg/mL 时，细胞活力为 71.4%。说明^{CD44}FMA 纳米酶通过与细胞内的 H_2O_2 反应产生 ROS，从而破坏细胞使细胞增殖能力降低。而随着^{CD44}FMNA 纳米酶浓度的增加，MDA-MB-231 细胞活性降低更为迅速，表明^{CD44}FMA 纳米酶和 NO 供体能够协同抑制 MDA-MB-231 细胞的增殖（图 13-12B）。

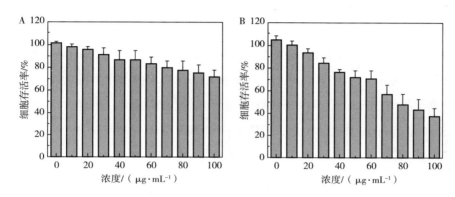

图 13-12　各模式处理 MDA-MB-231 细胞的增殖能力

A　不同浓度^{CD44}FMA 处理 MDA-MB-231 细胞的活性；B　不同浓度^{CD44}FMNA 处理 MDA-MB-231 细胞活性。

13.9　^{CD44}FMNA 纳米酶携载 NO 供体对乳腺癌细胞增殖的影响

13.9.1　Calcein-AM/PI 检测乳腺癌细胞活性

Calcein AM（calcein acetoxymethyl ester），中文名称为钙黄绿素 AM 或钙黄绿素乙酰氧基甲酯，是一种可以对活细胞进行荧光染色的细胞染色试剂，Calcein AM 是在 calcein（钙黄绿素）的基础上增加乙酰氧基甲酯（AM）基团，加强其疏水性，因此能够很容易穿透细胞膜，进入活细胞内。Calcein AM 本身并没有荧光，进入细胞后被活细胞中内源性酯酶水解生成具有强负电荷，不能穿透细胞膜的极性分子 calcein，从而被滞留在细胞内，发出强绿色荧光。由于死细胞缺乏酯酶或酯酶活性很低，故死细胞不能显示荧光或者荧光染色非常弱。红色荧光染料碘化丙啶（propidium io-dide，PI）由于不能穿透活细胞的细胞膜，只能染色细胞膜完整性被破坏的死细胞。因此，Calcein AM 与 PI 联合使用，对活细胞和死细胞同时进行双重荧光染色，用于细胞活性的检测：绿色荧光代表活细胞、红色荧光代表死细胞。

通过 Calcein-AM/PI 双染色分析各模式处理 24h 后，对 MDA-MB-231 细胞活性的影响。结果如图 13-13A 和 C 所示，FMA 纳米酶和 NO 供体组处理细胞的红色荧光很少，代表死细胞较少，细胞死亡率仅为 3.09% 和 3.38%，与对照组差别不大；FMNA 处理细胞组由于纳米酶和 NO 供体的协同作用，使得红色荧光增强，死细胞数量增加，细胞死亡率为 32.6%，比对照组增加 10 倍的杀伤力。综上结果表明，携带 NO 供体的纳米酶能够显著抑制 MDA-MB-231 细胞的活性。

13.9.2 活性氧水平分析

检测细胞内活性氧水平，可以深入了解细胞生理、病理状态下活性氧的变化，分析药物作用及其相关机制。本研究利用荧光探针 DCFH-DA 进行各处理 MDA-MB-231 细胞的活性氧检测，DCFH-DA 可以渗透细胞膜，被细胞膜的酯酶裂解产生 2′，7′-dichlorofluorescein（DCFH），所产生的 DCFH 可被 ·OH 自由基氧化，产生绿色荧光的 2′，7′-二氯荧光素（DCF）。

结果如图 13-13B 和 D 所示：对照组荧光较弱，表明对照细胞内氧化还原处于平衡状态，活性氧水平相对较低；FMA 纳米酶和 NO 供体处理的 MDA-MB-231 细胞，绿色荧光增强，表明纳米系统进入细胞后，细胞的氧化还原平衡被打破，促进细胞内产生更多的活性氧。[CD44]FMNA 组显示出更高的绿色荧光，表明 Anti-CD44 抗体能够特异靶向 FMA 纳米酶和 NO 供体进入 MDA-MB-231 细胞发挥作用，从而导致细胞内活性氧水平急剧增加，进一步促进其发生凋亡。

13.9.3 谷胱甘肽表达水平分析

肿瘤细胞中谷胱甘肽与 ROS 之间存在平衡关系，ROS 增加导致谷胱甘肽减少。图 13-13E 显示所有处理组 MDA-MB-231 细胞内 GSH 含量较对照组下降，说明载体进入细胞后，一方面消耗细胞内的 GSH，另一方面产生 ROS，使得细胞内的氧化还原平衡被打破，尤其是^{CD44}FMNA 处理组，细胞内 GSH 含量较对照组显著降低，为对照组的 68.95%，表明细胞内氧化还原状态失衡。

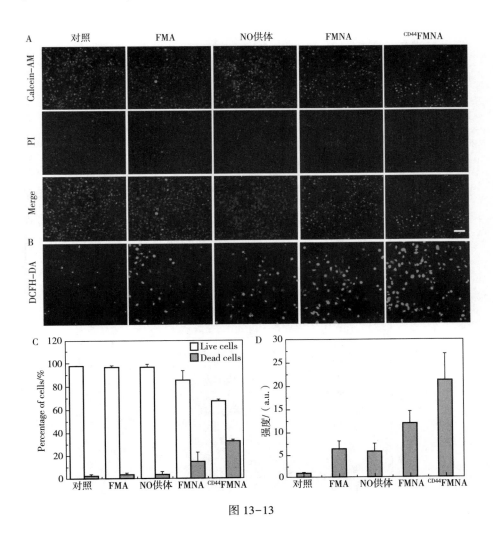

图 13-13

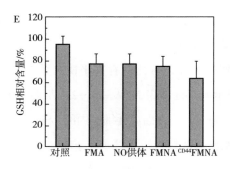

图 13-13　^{CD44}FMNA 纳米酶对乳腺癌细胞增殖的影响

　　A　Calcein-AM/PI 测定细胞活性；B　MDA-MB-231 细胞中 ROS 分析；C　细胞活性定量分析；D　活性氧的定量分析；E　MDA-MB-231 细胞中 GSH 含量的变化。

13.9.4　各处理模式对 MDA-MB-231 细胞骨架影响

　　用 TRITC Phalloidin 对各纳米体系处理的 MDA-MB-231 细胞的 F-actin 细胞骨架的变化进行分析，用 DAPI 标记定位细胞核。如图 13-14 所示，对照组细胞骨架呈丝状，形态完整，丝体较长且排列规则；FMA 处理组的细胞骨架状态与对照组没有显著差异；而 NO 供体处理组、FMNA 处理组和^{CD44}FMNA 处理组中，MDA-MB-231 细胞的细胞骨架形态严重受损，微丝断裂，细胞骨架形态不完整，其中^{CD44}FMNA 处理组的效果最明显。

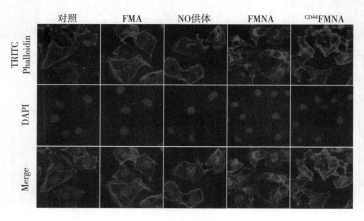

图 13-14　MDA-MB-231 细胞的细胞骨架分析

13.9.5　线粒体膜电位测定

线粒体膜电位的下降是细胞凋亡早期的一个标志性事件，它发生在细胞核凋亡特征（染色质浓缩、DNA 断裂）出现之前，一旦线粒体跨膜电位崩溃，则细胞凋亡不可逆转。JC-1（5，5'，6，6'-tetrachloro-1，1'，3，3'-tetraethylbenzimidazolcarbocyanine iodide）是一种广泛用于检测线粒体膜电位（mitochondrial membrane potential）的理想荧光探针。可以检测细胞、组织或纯化的线粒体膜电位。

各模式处理 MDA-MB-231 细胞的线粒体膜电位结果如图 13-15 所示。未处理的对照组绿色荧光较少，红色荧光较多，表明细胞内线粒体膜电位较高。而阳性对照组（CCCP 处理）细胞则出现大量绿色荧光，红色荧光基本很少，说明此时线粒体膜电位明显下降，大部分细胞可能发生凋亡。相比之下，用各纳米系统处理的 MDA-MB-231 细胞显示出明显较弱的红色荧光和增强的绿色荧光，表明线粒体膜电位降低，MDA-MB-231 细胞发生凋亡。

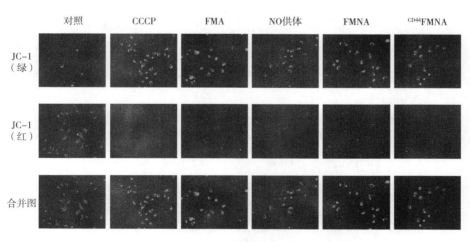

图 13-15　MDA-MB-231 细胞线粒体膜电位分析

13.9.6 细胞凋亡 DNA-ladder 分析

分子水平上凋亡的一个重要特征是基因组 DNA 断裂为 180~200bp 的整数倍，通常在琼脂糖凝胶电泳中产生特征性阶梯带。如图 13-16B 所示，结果表明，与对照细胞相比，经各纳米体系处理的 MDA-MB-231 细胞显示出典型的梯状 DNA 条带，特别是经[CD44]FMNA 处理后，MDA-MB-231 细胞发生了明显的 DNA 断裂。表明[CD44]FMNA 诱导细胞凋亡。

13.9.7 凋亡相关蛋白分子水平分析

采用 Western-blot 法检测 MDA-MB-231 细胞中凋亡相关蛋白的表达量。如图 13-16C 和 D 所示，抗凋亡蛋白 Bcl-2 的表达量下降，促凋亡蛋白 Bax 的表达量增加，同时 Caspase 3 蛋白转化为真正发挥凋亡作用的 Cleaved Caspase-3 蛋白，从而促进 MDA-MB-231 的凋亡。

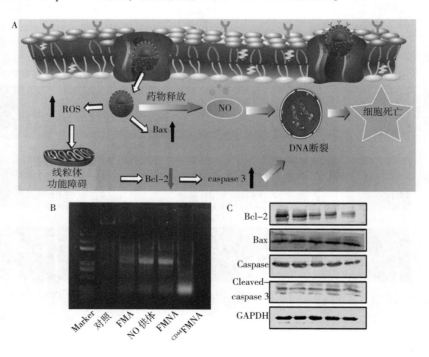

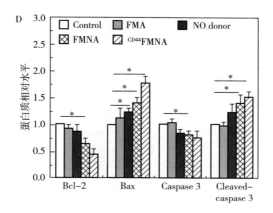

图 13-16　处理 MDA-MB-231 细胞的作用机制

A　^{CD44}FMNA 引起 MDA-MB-231 细胞凋亡机制示意图；B　凋亡细胞的梯状 DNA 片段；C　凋亡蛋白的 Western-blot 印迹分析；D　C 图中凋亡蛋白的定量分析。

13.9.8　细胞周期和凋亡分析

通过流式细胞术分析研究各模式处理对 MDA-MB-231 细胞的细胞周期分布的影响。如图 13-17A 所示，与对照细胞相比，用各模式处理后，越来越多的 MDA-MB-231 细胞停滞在 G2/M 期。特别是^{CD44}FMNA 组可以更有效地诱导 MDA-MB-231 细胞的细胞周期分布的变化，21.67% 的细胞停滞在 G2 期。

用 Annexin V-FITC 和 PI 双染色后，通过流式细胞术进一步证实各纳米系统对 MDA-MB231 细胞的凋亡作用。如图 13-17B 所示，各模式处理后，凋亡细胞的数量逐渐增加。与对照组相比，^{CD44}FMNA 处理组的活细胞仅为 49.13%，凋亡率达到 48.91%，表明^{CD44}FMNA 能够有效诱导 MDA-MB-231 细胞凋亡。

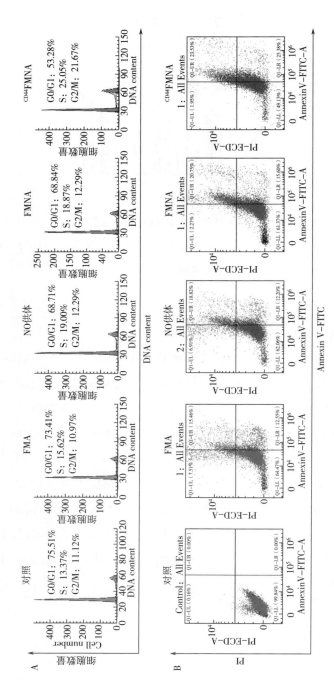

图13-17 流式细胞仪分析细胞周期和细胞凋亡

A MDA-MB-231细胞周期分析; B MDA-MB-231细胞的凋亡分析。

13.10　^{CD44}FMNA 携载 NO 供体对乳腺癌 细胞增殖的体内影响

13.10.1　^{CD44}FMNA 纳米酶对体内乳腺肿瘤的抑制作用

^{CD44}FMNA 纳米酶在体外具有良好的催化治疗效果，可能意味着在体内具有潜在的治疗效果（图 13-18A）。因此，通过 BALB/c 裸鼠建立 MDA-MB-231 细胞肿瘤模型来分析其体内治疗效果。

所有动物实验均符合《国家动物实验管理条例》和《动物治疗指南》的要求，按照动物实验使用政策和指导原则规定进行。采用 BALB/c 裸鼠建立 MDA-MB-231 细胞肿瘤模型，具体方法如下：取对数生长期的 MDA-MB-231 细胞，胰酶消化，离心收集细胞，调整浓度为 1×10^6 个/mL。接种部位为右前肢腋下，每个接种部位注射细胞悬液 200μL，拔出针头后，用手指轻轻按压针孔，确认无液体渗出后放回笼内正常饲养。待肿瘤生长至体积达到约 80mm³ 后进行后续治疗实验。

瘤体长成至 80mm³ 后，将模型裸鼠随机分为 5 组，每组 3 只，分组如下：第 1 组：成瘤对照组，小鼠给予尾静脉注射生理盐水；第 2 组：FMA 注射组，每 2d 尾静脉注射 1 次 FMA；第 3 组：NO 供体注射组，每 2d 尾静脉注射 1 次 NO 供体；第 4 组：FMNA 注射组，每 2d 尾静脉注射 1 次 FMNA；第 5 组：^{CD44}FMNA 注射组，每 2d 尾静脉注射 1 次 ^{CD44}FMNA；试验进行 14d，然后停止给药。每天观察裸鼠精神状态及肿瘤生长情况，每 2d 称裸鼠体重，并用游标卡尺测量肿瘤长径 a 和短径 b，计算并记录肿瘤体积［式（13-2）］。实验结束后，裸鼠引颈处死，取出肿瘤并测定其质量，并拍照（图 13-18B 和 C）。

$$V（mm^3）= 1/2 \times a \times b^2 \tag{13-2}$$

其中："a" 和 "b" 分别是用游标卡尺测量的肿瘤的长径和短径。

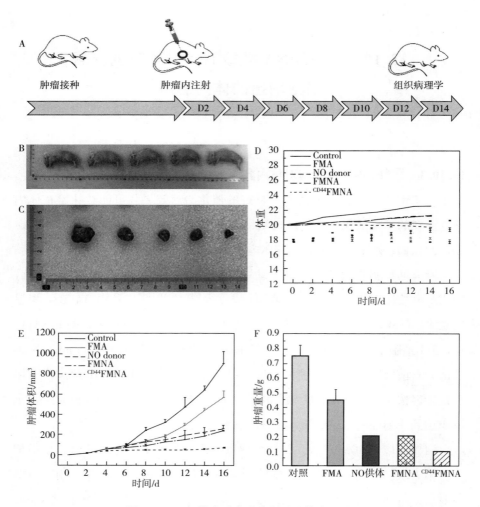

图 13-18　各模式对乳腺癌增殖的体内影响

　　A　体内治疗实验方案；B　MDA-MB-231 荷瘤小鼠的照片；C　对应解剖的肿瘤；D　各组试验小鼠的体重曲线；E　肿瘤生长曲线；F　治疗后的各组肿瘤重量。

　　根据式（13-3）计算肿瘤抑制率：

$$抑制率（\%）=（1-V_t/V_0）\times 100 \qquad (13-3)$$

　　其中：V_t 和 V_0 分别是治疗组和对照组的肿瘤体积。

　　裸鼠体重变化如图 13-18D 所示。处理 14d 时，对照组和 FMA 治疗组的体重基本没有变化，而 NO 供体治疗组、FMNA 治疗组和 ^{CD44}FMNA 治疗组的体重有所增加。如图 13-18E 和 F 所示，与对照组（0.9%生理盐水）相比，试验期 FMA 治疗组、NO 供体治疗组、FMNA 治疗组和^{CD44}FMNA 治疗组的肿瘤生长减慢，特别是^{CD44}FMNA 治疗组的肿瘤体积明显较小，表明^{CD44}FMNA 可以特异性靶向抑制肿瘤生长。肿瘤体积结果显示，各组肿瘤体积呈现明显差异。对照组肿瘤快速生长，其他治疗组的肿瘤体积生长出现不同程度的减缓。FMA 治疗组肿瘤体积较对照组缩小，抑瘤率为37.12%；NO 供体治疗组和 FMNA 治疗组肿瘤体积较对照组明显缩小，抑瘤率分别为 71.98%和 73.99%；靶向^{CD44}FMNA 治疗组的肿瘤体积缩小最为明显，肿瘤抑制率达到 92.28%，表明^{CD44}FMNA 能够有效抑制乳腺肿瘤的生长。肿瘤重量结果与肿瘤体积结果也一致，证明携带 NO 供体的纳米酶能够有效抑制肿瘤生长。

13.10.2 ^{CD44}FMNA 纳米酶的体内抗肿瘤机制

采用组织切片观察^{CD44}FMNA 纳米酶体内抑制肿瘤效果的病理学评价，从每组随机选取一只裸鼠，采取肿瘤、心、肝、脾、肺、肾，以 4%多聚甲醛固定，采用石蜡包埋切片和苏木精伊红（HE）染色方法，对比各组裸鼠脏器组织病理形态观察；使用 TUNEL 的荧光染色和抗原 Ki-67 免疫组化染色，观察肿瘤组织的细胞形态，分析纳米酶携载 NO 供体靶向治疗乳腺癌在体内的作用效果。

使用 HE、抗原 Ki-67 和 TUNEL 染色分析进行机制分析（图 13-19）。HE 染色显示大量肿瘤破坏的存在；Ki-67 免疫组化染色用于检测体内细胞的增殖情况。对照组的 Ki-67 染色结果显示较强的阳性，表明肿瘤细胞增殖正常，而随着纳米载体的处理，Ki-67 阳性面积逐渐减小。FMA 处理组、NO 供体处理组和 FMNA 处理组的阳性较对照组弱很多，^{CD44}FMNA 处理组仅在部分区域出现阳性信号，表明^{CD44}FMNA 处理组大多数肿瘤区域的增殖受到抑制；TUNEL 染色显示对照组几乎没有红色荧光，即无凋亡细胞，而随着各纳米载体处理组则呈现出不同程度的红色荧光，引起肿瘤细胞发生凋亡。FMA 处理组和 NO 供体处理组红色荧光增强，FMNA 处理组和[CD44]FMNA 处理组出现大量红色荧光，FMNA 处理组和[CD44]FMNA 处理组的红色荧光最强，表明更多的肿瘤细胞发生凋亡。

肿瘤组织 HE 染色结果图 13-19B 也显示，各模式处理后肿瘤组织均受到不同程度的损伤，尤其是[CD44]FMNA 处理组，与对照组相比，肿瘤区域细胞减少、出现大量坏死细胞。

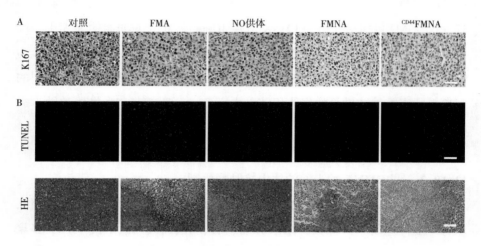

图 13-19　肿瘤组织的病理学切片染色

A　Ki-67 免疫组化染色；B　肿瘤组织的 TUNEL 染色和 HE 染色。

13.10.3　靶向纳米酶体系对全身器官的影响

通过 HE 染色观察不同处理组裸鼠组织器官的变化，评估纳米载体对心、肝、脾、肺、肾各脏器功能的影响。各组织器官的 HE 染色结果如图 13-20 所示。各实验组主要器官的组织学结构均无明显变化，未对检测到的主要器官造成明显损伤，表明靶向纳米系统对所检测的主要器官无明显损伤和系统毒性，进一步证明：纳米系统的低毒性和良好的生物安全性。

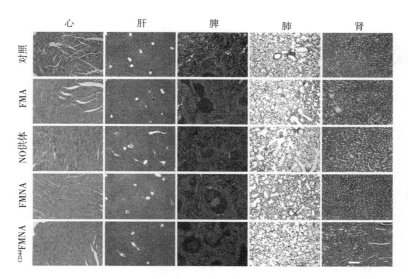

图 13-20　主要组织器官 HE 染色

本章小结

（1）成功合成 CD44 靶向 FMA 纳米酶，且该体系能够成功装载并释放 NO 供体药物。

（2）^{CD44}FMA 携载 NO 供体能够显著抑制 MDA-MB-231 细胞的增殖，引起其发生凋亡，阻滞其细胞周期进程。

（3）CD44 靶向纳米酶携载 NO 供体能够显著抑制体内乳腺肿瘤的增殖，且具有较高的体内安全性。

第十四章　PLGA 功能化纳米酶协同 DOX
抑制 A549 细胞增殖

纳米酶（nanozymes）是一类既具有纳米材料的物理和化学性能，又具有生物催化功能的模拟酶，因具有不同于天然酶独特的优点，如可设计性、多功能性、易于修饰及连接生物识别分子等，在生物医学研究领域具有巨大的应用前景。尤其是基于纳米酶催化活性的化学动力学疗法（CDT），作为一种新兴肿瘤治疗手段，能够将肿瘤微环境中内源性 H_2O_2 转化为高毒性羟基自由基（·OH）而杀死肿瘤细胞，在肿瘤治疗方面已引起越来越多的关注。然而，虽然 CDT 在肿瘤治疗中取得了显著成效，但随着研究不断深入发现由于复杂的肿瘤微环境（tumor microenvironment，TME）及肿瘤细胞内有限的活性氧浓度，使单一 CDT 无法彻底根除肿瘤。因此，CDT 与其他疗法联合的协同治疗策略更具有优势。

本章以具有类过氧化物酶（peroxidase，POD）催化活性的 $\gamma\text{-}Fe_2O_3NPs$ 为载体，利用聚乳酸—羟基乙酸共聚物（PLGA）进行修饰，制备成 PLGA 功能化修饰的纳米体系（NP_{PLGA}），利用该体系装载抗肿瘤药物阿霉素（DOX），NP_{PLGA} 的类 POD 活性能够催化 H_2O_2 分解，产生羟基自由基（·OH），二者能够协同诱导肿瘤细胞死亡或凋亡，抑制肺癌 A549 细胞的增殖作用。

14.1　NP_{PLGA} 的制备、表征

本研究以超顺磁性 $\gamma\text{-}Fe_2O_3NPs$ 为磁核，$\gamma\text{-}Fe_2O_3NPs$ 的制备见前第二章 2.1.1 所述。

利用乳液挥发法将 PLGA 包被于 $\gamma\text{-}Fe_2O_3NPs$ 表面，制备成 NP_{PLGA}。具

体步骤如下：

（1）称取 PLGA 50mg 溶于 1mL 二氯甲烷中（有机相）。

（2）加入 2.5mL $\gamma\text{-}Fe_2O_3NPs$ 悬浮液（6mg/mL）于 4.5mL 离心管内。

（3）取一干净的细颈瓶，加入 10mL PVA（3%），将离心管内的混合液剧烈摇动后，加入细颈瓶内，超声乳化 10min（功率：500W）。

（4）用胶头滴管边搅拌边逐滴将乳化液加入 150mL 的三颈瓶（内含 30mL 三蒸水），室温搅拌 4h，挥发除去有机溶剂。

（5）磁沉，三蒸水洗涤沉淀 3 次，冷冻干燥，4℃保存备用。

图 14-1A 为核壳结构 NP_{PLGA} 结构示意图；利用透射电子显微镜（TEM）分析 NP_{PLGA} 的形貌及粒径大小。结果如图 14-1 所示，NP_{PLGA} 呈球形（图 14-1B），纳米颗粒大小均匀（图 14-1B），平均粒径在 40~50nm 之间。EDS 特征谱图表明，NP_{PLGA} 中 O 元素和 Fe 元素的存在（图 14-1C）。

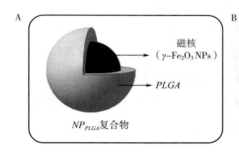
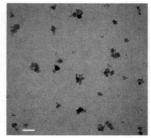
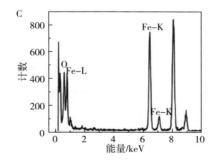

图 14-1　NP_{PLGA} 的形貌表征

A　NP_{PLGA} 纳米复合物结构示意图；B　NP_{PLGA} 透射电子显微镜图；C　NPplga 的 EDS 图谱。

14.2　NP_{PLGA} 类酶样活性的探索

14.2.1　NP_{PLGA} 类酶样活性分析

NP_{PLGA} 纳米颗粒类辣根过氧化物酶的催化活性，采用的检测方法如下：

将 $\gamma\text{-}Fe_2O_3$、NP_{PLGA} 纳米颗粒用 0.2mol/L NaAc（pH 3.6）缓冲液配置成浓度分别为 0、5μg/mL、10μg/mL、25μg/mL、50μg/mL、100μg/mL 和 200μg/mL 的溶液；各取 200μL 于 1.5mL 的离心管中，加入 12.8μL 的 H_2O_2（30%），再加入 2μL 的 TMB 底物溶液（10mg/mL，溶解于 DMSO），将反应管置于 37℃ 条件下孵育；观察颜色反应，加入 50μL 的 H_2SO_4（0.5mol/L）终止反应；设置 50ng POD 作为阳性对照。

研究表明：$\gamma\text{-}Fe_2O_3$ 纳米颗粒及 NP_{PLGA} 纳米颗粒在 H_2O_2 存在条件下，都可以催化过氧化物酶底物 TMB 发生蓝色的颜色反应（图 14-2A），PLGA 修饰不影响 $\gamma\text{-}Fe_2O_3$ 纳米颗粒的类过氧化物酶催化活性。并且，$\gamma\text{-}Fe_2O_3$ 纳米颗粒及 NP_{PLGA} 类酶活性很稳定，随着时间延长不降低，静置过夜后，溶液的蓝色反应加深，相反，阳性对照的颜色从深蓝色变为浅蓝色（图 14-2B）。加入 0.5mol/L H_2SO_4 终止反应后，溶液立即由蓝色变为黄色（图 14-2C 和 D）。

为了探究反应时间对纳米模拟酶活性的影响，取 200μL 各纳米颗粒溶液（200μg/mL）于 1.5mL 离心管中，加入 12.8μL 的 H_2O_2（30%），加入 2μL 的 TMB 底物溶液；置于恒温水槽中温浴不同时间，取出，在波长 653nm 处迅速测定溶液的吸光度值。反应时间对 $\gamma\text{-}Fe_2O_3$ 和 NP_{PLGA} 的过氧化物酶样活性的影响如图 14-3 所示。氧化反应在 10~15min 内完成，表明 $\gamma\text{-}Fe_2O_3$、NP_{PLGA} 能够催化存在的 H_2O_2 快速分解产生·OH，使 TMB 快速氧化显蓝色，与 $\gamma\text{-}Fe_2O_3\text{-}TMB\text{-}H_2O_2$ 反应体系相比，$NP_{PLGA}\text{-}TMB\text{-}H_2O_2$ 体系在 652nm 处的吸光度没有明显下降，表明：经 PLGA 包被后对 $\gamma\text{-}$

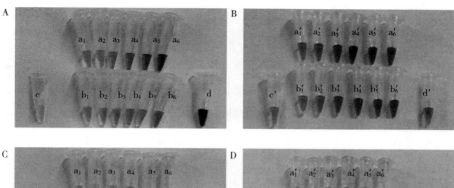

图 14-2　NP_{PLGA} 类 POD 活性的颜色反应

A　颜色反应 15min 后的状态，a：γ-Fe_2O_3，b：NP_{PLGA}，c：阴性对照，d：阳性对照；B　静置过夜后各溶液的颜色；C 和 D　对应 A 和 B 终止反应后的状态。

Fe_2O_3 的过氧化物酶活性并没有太大影响。POD 的辣根过氧化物酶活性在 30min 急剧下降，而纳米颗粒的类酶活性在 30min 内逐渐增加并最终趋于稳定，表明：与 POD 相比，纳米颗粒具有更好的类酶稳定性。

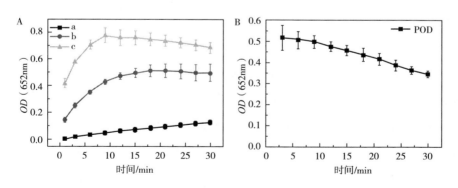

图 14-3　反应时间对纳米颗粒类酶活性的影响

A　a：对照；b：NP_{PLGA}；c：γ-Fe_2O_3；B　POD

为探究反应温度对纳米酶活性的影响，取 $200\mu L$ 各纳米颗粒溶液（$200\mu g/mL$）于 1.5mL 离心管中，加入 $12.8\mu L$ 的 H_2O_2（30%）；再加入 $2\mu L$ 的 TMB 底物溶液；置于不同温度的恒温水槽中温浴数分钟，取出，在波长 653nm 处迅速测定溶液的吸光度。反应温度对 γ-Fe_2O_3 和 NP_{PLGA} 的过氧化物酶样活性的影响如图 14-4A 所示。在 $40 \sim 55^{\circ}C$ 的温度范围内，γ-Fe_2O_3 和 NP_{PLGA} 酶活性相对稳定，显著高于其他温度下的酶活性，而当温度超过 $35^{\circ}C$ 时，POD 活性显著降低，暗示表面改性的纳米复合材料的最佳催化活性对温度的敏感性低于 POD。在 $45 \sim 50^{\circ}C$ 时，γ-Fe_2O_3 纳米颗粒的催化活性迅速提高，达到最大值，当温度高于 $50^{\circ}C$ 时，其催化活性降低。然而，NP_{PLGA} 在 $55^{\circ}C$ 下仍能保持其较高的催化活性。

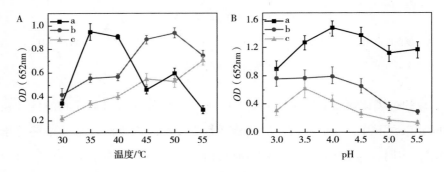

图 14-4　反应温度与 pH 对纳米颗粒类酶活性的影响

a：POD；b：γ-Fe_2O_3；c：NP_{PLGA}

为探究 pH 对纳米酶活性的影响，配制不同 pH 值的 0.2mol/L NaAc 缓冲液置于恒温水槽中温浴数分钟；纳米颗粒用不同 pH 值的 NaAc 缓冲液配置成浓度为 $200\mu g/mL$ 的溶液；各取 $200\mu L$ 于 1.5mL 的离心管中，加入 $12.8\mu L$ 30% 的 H_2O_2；再加入 $2\mu L$ 的 TMB 底物溶液，将反应管置于 $37^{\circ}C$ 条件下孵育几分钟后取出，在波长 653nm 处迅速测定反应溶液的吸光度值。

如图 14-4B 所示，γ-Fe_2O_3 和 NP_{PLGA} 的催化活性在 pH3.0 $\sim$ 4.0 的范围内更高，意味着纳米颗粒在酸性条件下与 TMB 的氧化更容易进行。当

pH>4.0 时，催化活性显示出明显下降，因此，为确保纳米颗粒的良好催化活性，应选择在 pH 3.5 的乙酸盐缓冲溶液中进行。与 POD 相比，γ-Fe_2O_3 和 NP_{PLGA} 催化活性的 pH 值能在更宽的 pH 范围内保持稳定。

14.2.2　稳态动力学分析

γ-Fe_2O_3、NP_{PLGA} 和 POD 对底物 H_2O_2 的 K_m 和 V_m 的测定，固定另一个底物 TMB 的终浓度为 0.2mmol/L，用 pH 3.6 的醋酸钠（0.2mol/L）为缓冲液配制 H_2O_2 的浓度，分别为 0.2mmol/L、0.4mmol/L、0.6mmol/L、0.8mmol/L、1.0mmol/L，取 γ-Fe_2O_3、NP_{PLGA} 和 POD 样品，分别加入不同浓度的 H_2O_2，加入显色底物 TMB，37℃反应 5min，终止反应后，在 652nm 下测吸光度。为了更好地了解 γ-Fe_2O_3 和 NP_{PLGA} 的过氧化物酶样催化活性的机制，固定 TMB 的浓度，分别测定 γ-Fe_2O_3、NP_{PLGA} 和天然酶 POD 对底物过氧化氢的米式方程曲线，通过双倒数曲线作图法分别求得 K_m 和 V_m 值（图 14-5A~C）。

γ-Fe_2O_3 和 NP_{PLGA} 对底物 TMB 反应的曲线均符合典型的米式方程曲线。表 14-1 显示 NP_{PLGA}（K_m = 1.90）与 γ-Fe_2O_3（K_m = 14.57）相比对 H_2O_2 具有较高的亲和力，γ-Fe_2O_3（V_{max} = 44.29）与 NP_{PLGA}（V_{max} = 5.60）相比有更大的初速度。

γ-Fe_2O_3、NP_{PLGA} 和 POD 对底物 TMB 的 K_m 和 V_{max} 的测定：固定另一个底物 H_2O_2 的终浓度为 1.2mmol/L，配制 TMB 的浓度分别为 0.1mmol/L、0.2mmol/L、0.3mmol/L、0.4mmol/L、0.5mmol/L、0.6mmol/L、0.8mmol/L、1.0mmol/L 显色液，其余步骤同上。

固定过氧化氢的浓度，分别测定 γ-Fe_2O_3、NP_{PLGA} 和天然酶 POD 对底物 TMB 的米式方程曲线，如图 14-5D~F 所示，γ-Fe_2O_3、NP_{PLGA} 和天然酶 POD 一样，均符合典型的米式方程曲线。表 14-1 表明 NP_{PLGA}（K_m = 0.90）与 γ-Fe_2O_3（K_m = 1.24）相比，对 TMB 具有较高的亲和力，γ-Fe_2O_3（V_{max} = 13.01）与 NP_{PLGA}（V_{max} = 6.61）相比有更大的初速度。

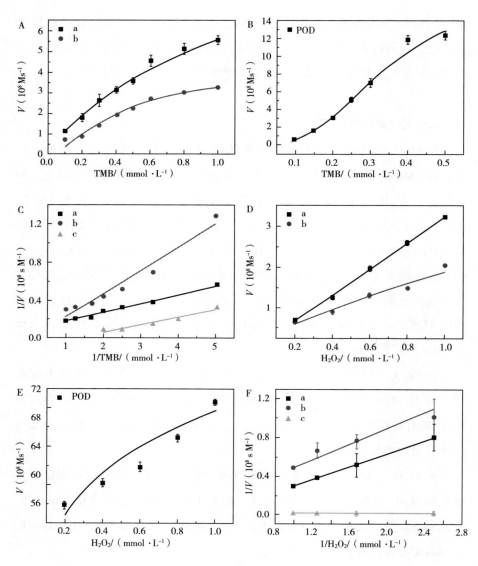

图 14-5　稳态动力学参数

　　A　γ-Fe$_2$O$_3$（a）、NP_{PLGA}（b）对底物 TMB 的米式方程曲线；B　天然酶 POD 对底物 TMB
的米式方程曲线；C　对应图 A 和 B 的双倒数图；D　γ-Fe$_2$O$_3$（a）、NP_{PLGA}（b）对底物 H$_2$O$_2$ 的
米式方程曲线；E　天然酶 POD 对底物 H$_2$O$_2$ 的米式方程曲线；F　对应图 D 和 E 的双倒数图。

表 14-1　稳态动力学参数分析

催化剂	溶质	$K_m/(\text{mmol} \cdot \text{L}^{-1})$	$V_{max}/(10^{-8}\text{mol} \cdot \text{L}^{-1}\text{s}^{-1})$
POD	TMB	1.98	40.68
	H_2O_2	0.13	77.10
$\gamma\text{-Fe}_2O_3$	TMB	1.24	13.01
	H_2O_2	14.57	44.29
NP_{PLGA}	TMB	0.90	6.61
	H_2O_2	1.9	5.60

14.3　NP_{PLGA} 的 DOX 装载及载药性能分析

14.3.1　DOX 的装载

取上述制得的 NP_{PLGA}，加入适量的 2mg/mL 的 DOX，于振荡器上振荡反应 24h。反应完成后，用 PBS（0.01mol/L，pH7.4）洗涤产物 3 次，除去未吸附到载体上的 DOX，即得载药的 DOX-NP_{PLGA}。

14.3.2　载药率的测定

将 2mg/mL 的 DOX 稀释成各浓度为 60μg/mL、40μg/mL、30μg/mL、25μg/mL、20μg/mL、15μg/mL、10μg/mL、5μg/mL、0 的溶液，分别取各浓度的 DOX 溶液 200μL 于 96 孔细胞板中，测其在 480nm 波长下的吸光度。以浓度为横坐标，吸光度为纵坐标，制得 DOX 的标准曲线（图 14-6）。

分别取上述载药的纳米颗粒和未载药的纳米颗粒（对照组）1mg，分别加 1mol/L 盐酸至 4mL，振荡反应 5h，然后施加磁场沉降 20min，分别取上清液，测其在 480nm 波长处的吸光度。按照式（14-1）计算纳米颗粒的载药量：

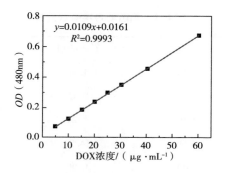

图 14-6　DOX 的标准曲线

$$载药率（\%）= \frac{W_s}{W_O + W_s} \times 100\% \qquad (14-1)$$

式中 W_s 为 DOX-NP$_{PLGA}$ 中装载的 DOX 总质量，W_O 为投入的 NP$_{PLGA}$ 总质量。

根据公式计算得，载药量为 9.13%。

14.4　NP_{PLGA} 协同 DOX 增强抗 A549 细胞增殖的效应

14.4.1　DOX-NP_{PLGA} 对 A549 细胞增殖的影响

利用 MTT 实验探究 NP_{PLGA} 在 pH 6 时对肺癌 A549 细胞的毒性。将 NP_{PLGA} 用培养基稀释到 1mg/mL，再以此为母液分别配置成 0、50μg/mL、100μg/mL、200μg/mL、400μg/mL 的浓度梯度。消化处于对数期的 A549 细胞，接种到 96 孔板中，培养 12h；然后加入上述各浓度的 NP_{PLGA} 纳米复合物，用 pH 6 的酸性培养基继续培养 6h，弃去培养基，用 0.01mol/L PBS 洗 1 次，最后加入含 10% MTT（5mg/mL）的培养基避光孵育 4h；弃去培养基，加入 200μL 的 DMSO，振荡反应 10~15min，用酶标仪测 490nm 波长下的吸光度。

利用 MTT 实验探究 NP_{PLGA} 在 pH 6 时对 A549 细胞增殖能力的影响。0~400μg/mL 的 NP_{PLGA} 处理 A549 细胞 6h；然后弃去培养基，用 0.01mol/L

PBS 洗 1 次，加入 1mmol/L 的 H_2O_2 孵育 10min，弃去溶液后用 PBS 洗 1 次，后续步骤同上。

结果显示：在偏酸性环境中，与只用 NP_{PLGA} 处理的细胞相比（图 14-7），H_2O_2 和 NP_{PLGA} 处理的 A549 细胞，后者细胞存活率明显下降。此实验结果表明：NP_{PLGA} 在 pH 6.0 的偏酸性微环境下，分解过氧化氢生成羟基自由基（·OH），引发活性氧的产生，进一步加强了 H_2O_2 对细胞的毒害作用。

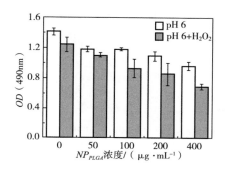

图 14-7　NP_{PLGA} 对 A549 细胞增殖的影响

同时，利用 MTT 实验探究 DOX-NP_{PLGA} 在 pH 6 时对 A549 细胞增殖的影响。利用 0~400μg/mL 的 DOX-NP_{PLGA}，在 pH 6 的酸性培养环境下处理 6h，弃去培养基，用 0.01mol/L PBS 洗 1 次，其他步骤与上述实验一致。

利用 MTT 实验探究 DOX-NP_{PLGA} 纳米复合物在 pH 为 6 时，H_2O_2 诱导后对细胞氧化损伤的影响。分别设置对照组、只加 H_2O_2 组、NP_{PLGA} 组、NP_{PLGA}-H_2O_2 组、DOX-NP_{PLGA} 组和 DOX-NP_{PLGA}-H_2O_2 组，其他步骤与上述实验一致。

结果显示：随着 DOX-NP_{PLGA} 浓度的上升，A549 细胞的存活率逐渐下降（图 14-8A）；以 100μg/mL 的载体浓度协同使用 H_2O_2 处理比单独使用 DOX-NP_{PLGA} 或 NP_{PLGA} 对 A549 细胞的杀伤作用明显增强（图 14-8B），证明在 pH 为 6 的酸性环境下，NP_{PLGA} 能够加强对 A549 细胞的氧化损伤。

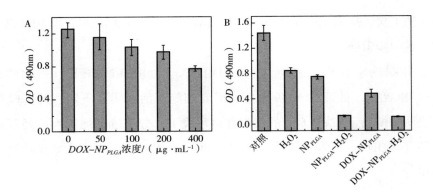

图 14-8　各纳米材料对 A549 细胞增殖能力的影响

A　DOX-NP_{PLGA} 抗增殖能力分析；B　各模式在 H_2O_2 诱导细胞氧化损伤下对细胞增殖力的影响

14.4.2　活性氧检测

DCFH-DA 是一种 ROS 荧光探针，可用于检测细胞内 ROS 水平。以 DCFH-DA 检测各模式处理 A549 细胞后，细胞内 ROS 的表达水平。

从图 14-9 可以看出：对照组和单纯 NP_{PLGA} 组仅有十分微弱的绿色荧光；与只加 H_2O_2 组的细胞相比，酸性环境下、用 NP_{PLGA} 孵育 6h 后再加 H_2O_2 的细胞组荧光强度增强，表明：NP_{PLGA} 在偏酸性微环境下，能够分解过氧化氢生成羟基自由基（·OH），引发活性氧的产生。DOX-NP_{PLGA} 以及 DOX-NP_{PLGA}-H_2O_2 组显示出更加明亮的荧光，表明抗肿瘤药物 DOX 能够促进细胞内活性氧的产生。

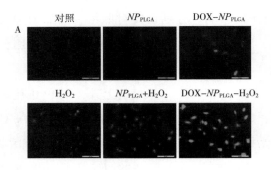

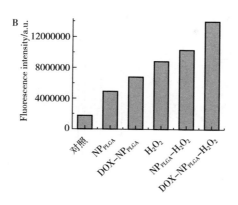

图 14-9　各模式对 A549 细胞内活性氧水平的影响

A　各处理模式下 A549 细胞内活性氧的表达水平；B　对应的荧光强度定量分析。

14.4.3　对还原型 GSH 的影响

GSH 能保护机体正常免疫系统功能，保护组织细胞免受氧化损伤。因此 GSH 是研究活性氧和自由基的重要指标，也是研究细胞受氧化物牵累的重要指标。利用 $200\mu g/mL$ NP_{PLGA} 和 $100\mu g/mL$ $DOX-NP_{PLGA}$ 的酸性培养基将 A549 细胞处理 12h。弃掉孔内培养基，用 0.01mol/L PBS 洗 1 次，收集细胞；$NP_{PLGA}-H_2O_2$ 和 $DOX-NP_{PLGA}-H_2O_2$ 组，用 1mmol/L H_2O_2 孵育 10min，用 0.01mol/L PBS 洗 2 次后收集细胞，加入 3 倍细胞沉淀体积的试剂重悬细胞，反复冻融 3 次，5000r/min 离心 10min，收集上清液于 4℃ 待测。随后用还原型 GSH 试剂盒检测。

图 14-10A 图中，由 GSH 的浓度与吸光度之间的线性关系可以得到 GSH 浓度的标准曲线，通过此标准曲线得到提取细胞中对应的 GSH 的浓度。NP_{PLGA} 组、H_2O_2 组、$NP_{PLGA}-H_2O_2$ 组、$DOX-NP_{PLGA}$ 组、$DOX-NP_{PLGA}-H_2O_2$ 组的细胞中还原型 GSH 都发生了不同程度的消耗；其中经 H_2O_2 与 NP_{PLGA} 协同处理的组，比用 NP_{PLGA} 单独处理的效果更加明显，对于 $DOX-NP_{PLGA}$ 和 $DOX-NP_{PLGA}-H_2O_2$ 组来说，这种现象更为突出（图 14-10B）。结果证明 NP_{PLGA} 协同抗肿瘤药物 DOX 能够剧烈消耗 A549 细胞中的还原型

GSH，使肿瘤细胞无法修复外界的氧化损伤，从而加剧细胞死亡。

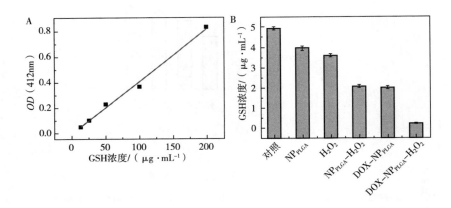

图 14-10   处理 A549 细胞的还原型 GSH 检测

A   GSH 浓度标准曲线；B   各模式处理 A549 细胞后还原型 GSH 的表达水平

14.4.4   各模式处理对 A549 细胞凋亡的影响

Hoechst 33258 在活细胞中 DNA 聚 AT 序列富集区域的小沟处与 DNA 结合，故又被称为 DNA 探针。将 A549 细胞分别利用 200μg/mL NP_{PLGA} 和 100μg/mL DOX-NP_{PLGA} 处理 12h 后，采用 Hoechst 33258 对细胞核进行染色来检测细胞凋亡。

凋亡细胞多呈现不同的形态变化，包括核破碎、染色质浓缩、染色体 DNA 片段化。Hoechst 33258 染色结果表明：对照组 A549 细胞形态饱满，细胞核形态圆润、荧光均一；H_2O_2、NP_{PLGA} 及 NP_{PLGA} 联合 H_2O_2 处理组的 A549 细胞核都能观察到细胞核出现程度不一的皱缩现象。相比于 NP_{PLGA} 纳米颗粒处理组，NP_{PLGA} 联合 H_2O_2 处理后，细胞核显示出更高比例的细胞核皱缩、核破碎的现象。加药组 DOX-NP_{PLGA} 以及 DOX-NP_{PLGA}-H_2O_2 处理的 A549 细胞的核出现更加明显的核破碎现象。相比于 DOX-NP_{PLGA} 组，DOX-NP_{PLGA}-H_2O_2 组细胞核核碎裂现象更加明显，核破碎的细胞数目明显增加（图 14-11）。

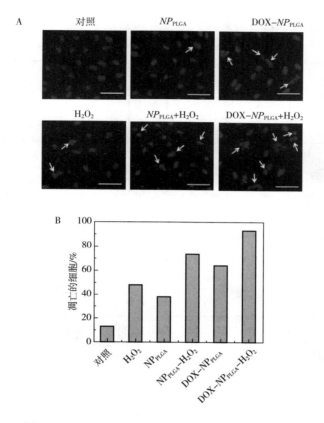

图 14-11　Hoechst33258 染色检测 A549 细胞的凋亡

A　各模式处理对 A549 细胞凋亡的影响，对照组为未处理的细胞；B　对应的细胞凋亡定量分析。

14.4.5　流式细胞术检测细胞凋亡

Annexin Ⅴ是一种分子量为 $3.5 \times 10^4 \sim 3.6 \times 10^4$ 的 Ca 依赖性磷脂结合蛋白，能与细胞凋亡过程中翻转到膜外的 PS 高亲和力特异性结合。PI 是一种核酸染料，能够穿过凋亡中晚期细胞和死细胞的细胞膜与细胞核结合呈现红色。因此，可以将 Annexin Ⅴ与 PI 匹配使用，利用流式细胞仪将凋亡早期的细胞和中晚期的细胞及死细胞区分开来。将 A549 细胞分别与 NP_{PLGA} 和 DOX-NP_{PLGA} 处理 12h 后，收集细胞。利用 Annexin Ⅴ-FITC/PI

染色，流式细胞仪进行检测。

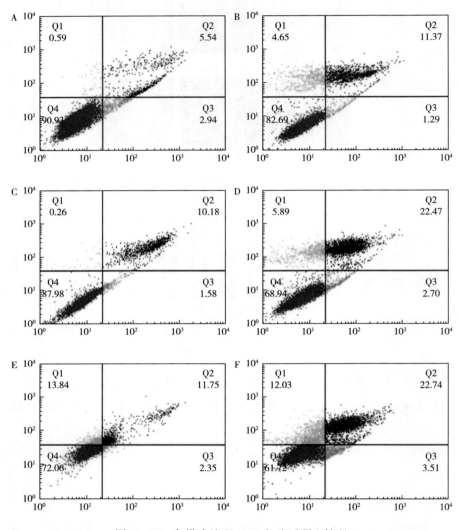

图 14-12　各模式处理 A549 细胞后凋亡情况

A～F　分别为对照组、H_2O_2、NP_{PLGA}、NP_{PLGA}-H_2O_2、DOX-NP_{PLGA} 及 DOX-NP_{PLGA}-H_2O_2 处理 A549 细胞的凋亡分析。

如图 14-12C 所示，在酸性条件下，用高达 $200\mu g/mL$ 的 NP_{PLGA} 孵育 12h 后，与对照组相比，正常细胞数目达到 85% 以上，表明 NP_{PLGA} 在酸性条件下对 A549 细胞具有良好的相容性；然而，用 1mmol/L H_2O_2 处理 A549 细胞 10min 后，正常细胞数目下降到 68.94%，凋亡细胞增多（图 14-12D）。更重要的是，用 100μg/mL 的 DOX-NP_{PLGA} 孵育 12h 后，正常细胞数目仅有 70%（图 14-12E），再经 1mmol/L H_2O_2 处理细胞 10min 后，正常细胞数目下降到 60%，凋亡细胞急剧增加（图 14-12F）。上述结果证明纳米酶协同抗肿瘤药物能够增强抗肿瘤效应。

本章小结

（1）成功构建具有类过氧化物酶活性的 NP_{PLGA}。

（2）在微酸性条件下，其类过氧化物酶活性促进羟基自由基（·OH）的形成，协同抗肿瘤药物 DOX 后，能够显著促进肺癌 A549 细胞凋亡的发生。

第十五章　^{CD44}FM 纳米酶用于特异性检测三阴性乳腺癌

　　早期发现和预防是控制乳腺癌发生的主要策略之一。因此，特异、准确地检测乳腺癌细胞对乳腺癌的临床诊断至关重要。然而，目前传统的诊断方法存在检测程序复杂、灵敏性和特异性不足、假阳性率高等缺点。因此，迫切需要开发一种简单、特异和灵敏的技术方法来解决这些问题。

　　基于纳米材料的细胞靶向策略可以通过偶联特异性分子，如受体、抗体和适配体等实现特异、精准检测的目的。抗体偶联的纳米材料能够与癌细胞中过表达的抗原特异性地结合，并通过抗原的介导作用显著提高检测的靶向性。与受体和适配体相比，抗体作为靶向分子具有结合亲和力高、特异性强等优点，从而能够大大提高纳米材料对癌细胞的靶向能力。大量研究表明，CD44 蛋白在乳腺癌细胞中的表达水平显著高于正常乳腺细胞，因此被认为是乳腺癌靶向诊断很有前景的受体之一。

　　细胞酶联免疫吸附测定（CELISA）是广泛用于检测肿瘤细胞标志物的有效方法。但传统的 CELISA 通常以 HRP 标记二抗，由于 HRP 不稳定，导致高的阴性率，造成检测的不准确；此外，天然 HRP 具有制备和纯化困难、成本高、活性有限及储存条件苛刻等缺点，极大地限制了其潜在的应用范围。如果采用基于纳米酶的 CELISA 方法，能够利用纳米材料类酶催化的特性来替代 HRP。与天然 HRP 相比，纳米酶具有催化活性可调、性能可控、稳定性高、成本低、易储存等优势，有望成为天然 HRP 的替代品。MnO_2 纳米片作为一种具有类氧化酶活性的纳米材料，在催化领域有着巨大的应用前景。更重要的是，底物可以在氧气存在的前提下氧化底物，不需要依赖消耗 H_2O_2，从而消除不稳定 H_2O_2 的干扰，从而提高检测的准确性。

因此，构建基于 Anti-CD44 mAb 偶联的 Fe_3O_4@ MnO_2 NPs 纳米酶，即免疫亲和 ^{CD44}FM 纳米酶，利用 ^{CD44}FM 纳米酶的类氧化酶催化活性替代常规 CELISA 中不稳定的 HRP 和 H_2O_2，可实现对三阴性乳腺癌 MDA-MB-231 细胞的特异性检测（图 15-1）。该策略具有以下显著优势：①通过 Anti-CD44mAb 与乳腺癌 MDA-MB-231 细胞表面 CD44 蛋白的结合特异性，提高纳米酶的靶向性；②通过用 MnO_2 壳层对 Fe_3O_4 NPs 进行表面改性，提高纳米酶的分散稳定性并减少氧化；③底物 TMB 直接催化，无需额外的 H_2O_2，抵消了不稳定 H_2O_2 对检测的负面影响，大大提高检测精准率；④通过 TMB 的氧化能够实现快速、灵敏地检测乳腺靶细胞。

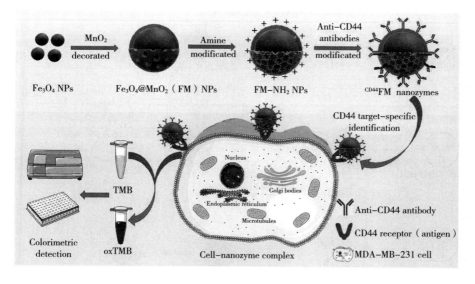

图 15-1 ^{CD44}FM 纳米酶用于特异性检测乳腺癌示意图

^{CD44}FM 纳米酶通过与三阴性乳腺癌 MDA-MB-231 细胞表面过表达的 CD44 抗原蛋白结合，然后通过 ^{CD44}FM 纳米酶催化底物 TMB 的氧化作用产生比色信号，从而实现对乳腺癌 MDA-MB-231 细胞的特异性、可视化检测。【本章节内容源自前期发表论文：Anal. Chim. ACTA 2023，34094】.

15.1 ^{CD44}FM 的制备与免疫活性分析

15.1.1 纳米颗粒的合成和表征

本研究采用化学共沉淀法制备超顺磁性 Fe_3O_4 NPs（具体方法见第二章）；采用水热合成法合成了以 Fe_3O_4 为核、MnO_2 层修饰的球形结构纳米颗粒；通过 APTES 对 Fe_3O_4@MnO_2 NPs（FM）进行氨基化修饰；功能化的 $FM-NH_2$ NPs 通过 Traut's 试剂和交联剂 sulfo-SMCC 与 Anti-CD44 抗体结合，制备免疫亲和^{CD44}FM 纳米酶。具体如图 15-2 所示：

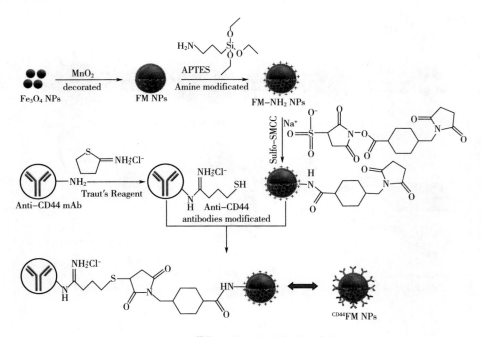

图 15-2 ^{CD44}FM 纳米酶的合成示意图

各纳米复合材料的表征如下：透射电子显微镜（TEM）显示 FM NPs 呈分散的球形结构，平均直径为 50nm（图 15-3A）。FM NPs 的高分辨率透射电镜（HRTEM）图像显示出清晰的平行晶格条纹，间距为 0.29nm

（图 15-3B），这与 Fe_3O_4（JCPDS 19-0629）的（220）平面非常匹配。0.24nm 的晶格空间对应于 MnO_2（JCPDS 50-0866）的（101）面。利用 FT-IR 光谱分析了 FM NPs 的结构基团组成（图 15-3C）。Fe_3O_4 NPs 的光谱在 573cm^{-1} 处有一个明显的吸收峰，对应于 Fe—O 键的振动。3435cm^{-1} 和 1625cm^{-1} 处的吸收峰分别代表吸附水的 O—H 伸缩振动和变形振动。2923cm^{-1} 处的峰值归因于亚甲基的伸缩振动。此外，与 Fe_3O_4 NPs 相比，FM NPs 出现 1541cm^{-1} 处的 Mn—O 键特征峰，证明成功地原位形成了 MnO_2 层。FM NPs 的光谱在 3200~3600cm^{-1} 处显示出一个宽而明显的吸收峰，对应于改性层 O—H 键的重叠羟基伸缩带。以上这些数据表明 FM NPs 成功合成。

用 X-射线衍射（XRD）进一步表征所制备纳米复合材料的晶体结构。图 15-3D 显示 $2\theta = 30.3°$、$35.7°$、$43.3°$、$53.8°$、$57.2°$ 和 $62.9°$ 处的衍射峰，对应于（220）、（311）、（400）、（422）、（511）和（440）Fe_3O_4 NPs 的晶面。因此，制得的纳米粒子具有类似于 Fe_3O_4 NPs（JCPDS 19-0629）标准结构的立方尖晶石结构。在 FM NPs 的 XRD 图谱中，Fe_3O_4 NPs 的所有特征峰也很明显。此外，$2\theta = 37.3°$、$40.4°$ 和 $75.2°$ 处的峰对应于（101）、（020）和（301）晶面，证明了 FM NPs 的单斜晶体结构，这与标准的 MnO_2 晶体结构（JCPDS 50-0866）相同。这些结果也证实 FM NPs 已经成功制备。

图 15-3E 显示制备的 Fe_3O_4 NPs、FM NPs、FM-NH$_2$ NPs 和 ^{CD44}FM NPs 的平均流体动力学粒径分布分别为 342nm、531nm、712nm 和 825nm。Zeta 电位测量表明：Fe_3O_4 NPs、FM NPs、FM-NH$_2$ NPs 和 ^{CD44}FM NPs 的电荷约为-15.9mV、-17.8mV、+3.5mV 和-8.2mV（图 15-3F）。这些结果证明：MnO_2 层对 Fe_3O_4 NPs 的成功修饰。

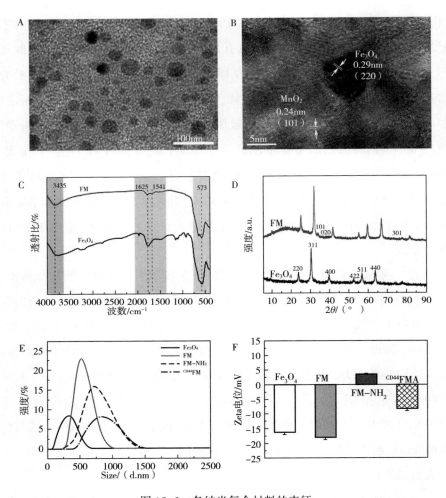

图 15-3　各纳米复合材料的表征

　　A　FM NPs 的 TEM 图像；B　FM NPs 的 HRTEM 图像；C　Fe_3O_4 NPs 和 FM NPs 的 FTIR 光谱；D　Fe_3O_4 NPs 和 FM NPs 的 XRD 图；E　Fe_3O_4 NPs、FM NPs、FM-NH_2 NPs 和 [CD44]FM NPs 在 DI 水中的粒径分布；F　Fe_3O_4 NPs、FM NPs、FM-NH_2 NPs 和 [CD44]FM NPs 的 Zeta 电位测定。

15.1.2　Anti-CD44 抗体与 FM NPs 的偶联及其活性分析

　　通过 Traut's 试剂和双功能交联剂 Sulfo-SMCC 进行 Anti-CD44 抗体与 FM NPs 的生物偶联。利用间接免疫荧光测定法评估 [CD44]FM NPs 的免疫活性。图 15-4A 为 Anti-CD44 抗体连接的 FM NPs 的结构示意图。如图 15-4B&C 所示，^{CD44}FM NPs 显示出明显的红色荧光，而未偶联 Anti-CD44 抗体的没有观察到荧光，表明 Anti-CD44 抗体与 FM NPs 的成功结合。

采用免疫细胞化学染色法检测乳腺癌 MDA-MB-231 细胞、正常肝细胞 L-02 和血管内皮细胞 VECs 中 CD44 蛋白的表达水平。结果表明，CD44 蛋白在乳腺癌 MDA-MB-231 细胞中过表达，但在正常肝细胞 L-02 和血管内皮细胞 VECs 中不表达或低表达（图 15-4D 和 E），表明 CD44 可以作为一种潜在的、靶向配体用于乳腺癌的诊断和治疗。

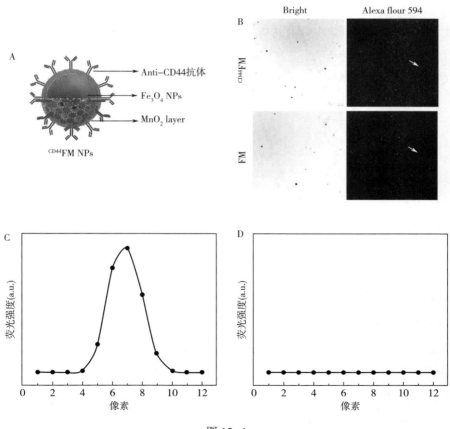

图 15-4

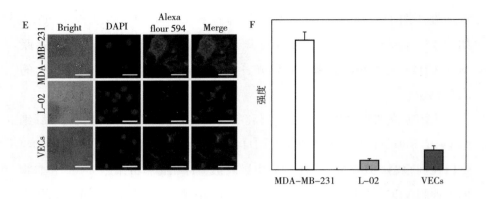

图 15-4　^{CD44}FM NPs 的免疫活性及各细胞 CD44 蛋白表达分析

A　Anti-CD44 抗体偶联 FM NPs 的示意图；B　利用间接荧光免疫法检测^{CD44}FM NPs 的免疫活性（二抗为 Alexa flour594 标记的 anti-CD44 抗体）；C　使用 IPP 软件（Image-Pro Plus 6.0）定量 B 中^{CD44}FM NPs 和 FM 的对应荧光强度；D　乳腺癌 MDA-MB-231 细胞、正常肝细胞 L-02 和血管内皮 VECs 细胞 CD44 表达情况，DAPI（蓝色）染色定位细胞。比例尺＝50μm；E　IPP 软件（Image-Pro Plus 6.0）定量细胞中 CD44 蛋白相应的荧光强度。

15.2　^{CD44}FM NPs 的类酶活性探究

15.2.1　^{CD44}FM NPs 的类氧化酶催化活性分析

利用 TMB 作为底物，评估了^{CD44}FM NPs 的类氧化酶催化活性。图 15-5A 为反应原理，TMB 被^{CD44}FM 纳米酶和氧气氧化成蓝色产物 oxTMB。^{CD44}FM NPs 可以在没有 H_2O_2 的情况下，利用空气中的氧在几分钟内迅速催化 TMB 的氧化。天然酶或纳米酶的催化活性受反应时间、反应 pH 值和反应温度等因素的影响。^{CD44}FM 纳米酶在 $0\sim200\mu g/mL$ 浓度下，以浓度和时间依赖的方式显示催化活性的明显增加（图 15-5B 和 C）。与天然 POD 相比，^{CD44}FM 纳米酶在更广泛的 pH 变化范围内也表现出很高的催化活性（图 15-5D）：天然 POD 只在 pH 3.5 左右保持较高的催化性能，其他 pH 值的催化活性急剧下降，在 pH 7.8 时催化活性仅为 5.7%，而^{CD44}FM 纳米酶虽然也是在 pH3.5 时催化活性达到最大,但在 2~8 的范围内,也都保持较高的催化活性,在 pH 7.8 时的催化活性为 80.7%。

温度是影响天然酶或纳米酶催化性能的另一个重要因素。研究了 ^{CD44}FM 纳米酶在不同温度下(25~60℃)的催化活性。结果表明,在 25~60℃ 的温度范围内,^{CD44}FM 纳米酶的催化性能相对稳定,明显高于天然 POD 的催化性能,^{CD44}FM 纳米酶即使在 60℃ 也能保持高效的催化性能(图 15-5E)。相反,天然酶 POD 仅在 35℃ 左右保持高的酶活特性。

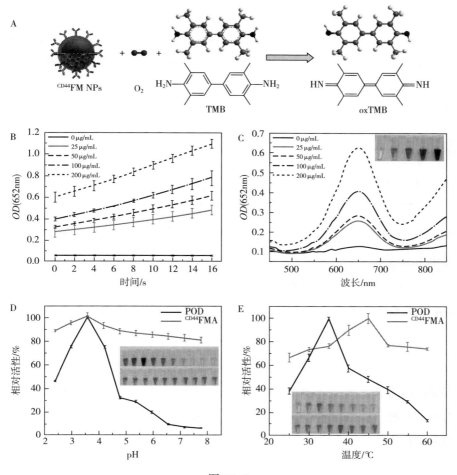

图 15-5

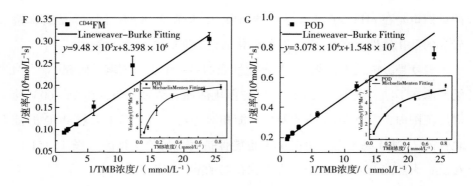

图 15-5 ^{CD44}FM NPs 类氧化酶催化活性和动力学参数测定

A ^{CD44}FM NPs 的类氧化酶催化机制示意图；B ^{CD44}FM NPs 在不同时间吸光度变化；C ^{CD44}FM NPs 在不同浓度下吸光度扫描光谱。插图：不同浓度溶液的照片；D   不同 pH 值（2.4～7.8）^{CD44}FM NPs 在 652nm 处的吸光度变化。插图：不同 pH 值溶液的照片；E ^{CD44}FM NPs 在不同孵化温度（25～60℃）的吸光度变化。插图：不同温度溶液的照片；F 和 G   以 TMB 为底物，测量^{CD44}FM NPs 和天然 POD 的动力学参数 K_m 和 V_{max} 时，初始反应速率与底物浓度的倒数的 Lineweaver-Burk 图。

15.2.2   动力学参数测定

在最佳反应条件下，利用微孔板分光光度计记录波长 652nm 处吸光度的变化，进行稳态动力学参数测定。反应系统包括 50μL^{CD44}FM NPs（1mg/mL）和 440μLNaAc-HAc（0.2mol/L，pH 3.6）缓冲液以及各浓度的底物 TMB（溶解在 DMSO 中），而其他条件保持不变。将得到的吸光度通过 Beer-Lambert 转化为蓝色产物（氧化型 TMB，ox TMB）的浓度［式（15-1）］：

$$A = \varepsilon \cdot b \cdot c \tag{15-1}$$

其中，A 表示吸光度，ε 表示摩尔吸收系数，b 表示光程，c 表示光吸收物质的浓度，ox TMB 在 652nm 处的 ε 为 3.9×10^4 $M^{-1}cm^{-1}$。催化反应的动力学常数，包括最大反应速度（V_{max}）和米氏常数（K_m），通过米氏方程推导见式（15-2）：

$$\frac{1}{V_0} = \frac{K_m}{V_{max}} \cdot \frac{1}{[S]} + \frac{1}{V_{max}} \tag{15-2}$$

其中 V_0 和 V_{max} 分别表示初始和最大反应速度；$[S]$ 表示底物浓度，K_m 表示米氏常数。

为了进一步确定^{CD44}FM 纳米酶的类氧化酶催化活性，在最佳反应条件下分析^{CD44}FM 纳米酶和天然 POD 催化 TMB 氧化的稳态动力学参数。K_m 被认为是酶对其底物亲和能力的重要标志，K_m 低表示与底物的亲和力高。V_{max} 被认为是酶的催化活性的直接代表。因此，^{CD44}FM 纳米酶的 K_m 和 V_{max} 是根据与 Michaelis-Menten 方程有关的 Lineweaver-Burk 图计算的。如图 15-5F 和 G 所示，动力学分析表明，^{CD44}FM 纳米酶的 K_m 值（$K_m = 0.12$）明显低于天然 POD（$K_m = 0.21$），说明^{CD44}FM 纳米酶对 TMB 的亲和力高于天然 POD。此外，V_{max} 分析显示，与天然酶 POD（$V_{max} = 6.48$）相比，^{CD44}FM 纳米酶具有更快的反应速度（$V_{max} = 11.96$），K_m 和 V_{max} 与以前的方法相比（表 15-1）。结果表明，^{CD44}FM 纳米酶显示出优异的催化性能。

表 15-1　K_m 和 V_{max} 与其他文献的比较

材料	$K_m/(mmol \cdot L^{-1})$	$V_{max}/(mol \cdot L^{-1} \cdot s^{-1})$
Fe_3O_4 MNPs	0.43	$1.00×10^{-7}$
CeO_2	3.80	$7.00×10^{-7}$
MnO_2/GO	0.31	$2.82×10^{-6}$
HSA/MnO_2	0.04	$2.12×10^{-7}$
$FAPMoV_3$	0.32	$1.46×10^{-5}$
POD	0.21	$6.48×10^{-8}$
^{CD44}FM	0.12	$1.20×10^{-7}$

15.3　^{CD44}FM NPs 纳米酶用于检测三阴性乳腺癌

15.3.1　细胞毒性分析

通过 MTT 研究靶向^{CD44}FM 纳米酶和非靶向 FM 纳米酶的细胞毒性。首先将 100μL 各种细胞悬浮液以 $1×10^4$ 个细胞/mL 的细胞密度接种到 96 微孔板中，然后在培养 12h 后分别向每个孔中加入不同浓度的不同纳米酶。孵育 20h 后，每孔加入 20μL MTT 溶液（5mg/mL），避光再孵育 4h。随后再加 150μL DMSO 到每个孔中，并在黑暗中摇动 15min 以完全溶解甲臜。最后，用微孔板分光光度计检测 490nm 处的吸光度。

选择以乳腺癌 MDA-MB-231 细胞、正常肝细胞 L-02 和血管内皮细胞 VECs 检测各纳米酶的细胞毒性。如图 15-6A 所示，用靶向[CD44]FM 和非靶向 FM 纳米酶处理各细胞后，对各细胞活性的影响都很小。用浓度小于 50μg/mL 的[CD44]FM 纳米酶处理各细胞的存活率都在 90% 以上，甚至在最大浓度（100μg/mL）时，细胞活性达到 87%，表明[CD44]FM 纳米酶的细胞毒性可以忽略不计。用 FM 纳米酶处理的细胞表现出类似的细胞活性（图 15-6B）。

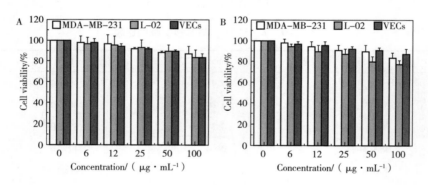

图 15-6　不同浓度[CD44]FM 纳米酶对各细胞毒性的分析

A　各浓度[CD44]FM 纳米酶对乳腺癌 MDA-MB-231 细胞、正常肝细胞 L-02 和 VECs 的细胞毒性分析；B　非靶向 FM 纳米酶对各细胞的细胞毒性分析。

15.3.2　细胞骨架检测

TRITC phalloidin 用于测定处理细胞的 F-actin 细胞骨架。用 100μg/mL [CD44]FM 纳米酶处理 MDA-MB-231 细胞 24h，同时，将无血清培养基加入到对照组中；弃去培养基和残留的[CD44]FM 纳米酶，使用 PBS（0.01mol/L， pH 7.4）细胞洗涤 1 次，并用 300μL 的 4% 多聚甲醛固定 10min；然后，弃去固定液，用 PBS（0.01mol/L，pH 7.4）洗涤细胞 3 次，每孔加入 300μL TritonX-100（0.5%），于室温透化 5min；用 PBS（0.01mol/L，pH 7.4）洗涤细胞 2 次，然后将 200μL TRITC phalloidin（100nmol/L）溶液添加到每个孔中，并在 37℃黑暗中孵育 30min；用 PBS 洗涤细胞 3 次以去除未反应的染色试剂；最后，使用 200μL DAPI（10μg/mL）溶液对细胞核进行复染 10min。利用倒置荧光显微镜对制备好的样品进行观察、拍照。

细胞微丝通常与细胞附着和形态有关，高细胞毒性会导致细胞 F-actin 的改变。利用 TRITC 标记的鬼笔环肽检测^{CD44}FM 纳米酶处理的 MDA-MB-231 细胞的细胞骨架 F-actin 的变化。免疫细胞化学染色结果显示，使用^{CD44}FM 纳米酶处理的 MDA-MB-231 细胞的 F-actin 细胞骨架与未处理的细胞一样，呈现出丝状的完整形态。这些丝状物相对较长且排列规则（图 15-7），表明：^{CD44}FM 纳米酶处理 MDA-MB-231 细胞对细胞骨架没有影响。

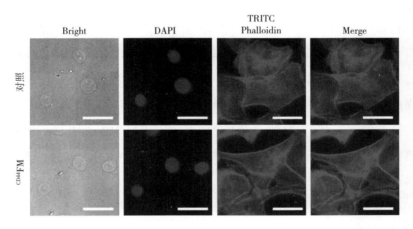

图 15-7 ^{CD44}FM 纳米酶对乳腺癌 MDA-MB-231 细胞骨架的影响

用 DAPI（蓝色）复染定位细胞核。比例尺 = 50μm。

15.3.3 Calcein-AM/PI 细胞活性检测

利用 Calcein-AM 和 PI 双染色法对^{CD44}FM 纳米酶处理的乳腺癌 MDA-

MB-231 细胞的细胞活力进行评估。Calcein-AM 染色的绿色荧光表示活细胞，而 PI 染色的红色荧光表示死细胞。将 $100\mu g/mL^{CD44}$FM 纳米酶处理的乳腺癌 MDA-MB-231 细胞，用 PBS（0.01mol/L，pH 7.4）清洗 1 次，在每个培养板中加入 $250\mu L$ Calcein-AM/Propidium iodide（PI）（根据试剂盒说明稀释 1000 倍）工作液，然后在 37℃ 孵化 30min。利用倒置荧光显微镜观察细胞活性，未处理的 MDA-MB-231 细胞作为对照。

结果表明，乳腺癌 MDA-MB-231 细胞与 ^{CD44}FM 纳米酶共培养 24h 后，细胞显示良好的细胞活力，细胞活力在 99% 以上（图 15-8A 和 B），表明 ^{CD44}FM 纳米酶对 MDA-MB-231 细胞无毒，可以应用于后续的乳腺癌细胞检测。

15.3.4　细胞凋亡检测

采用 Hoechst 33258 染色法评价 ^{CD44}FM 纳米酶对乳腺癌 MDA-MB-231 细胞凋亡的影响。将 ^{CD44}FM 纳米酶处理过的 MDA-MB-231 细胞，用 PBS（0.01mol/L，pH 7.4）洗 1 次，用 $300\mu L$ 4% 多聚甲醛固定 15min。然后，在每个孔中加入 $200\mu L$ 的 $100\mu g/mL$ Hoechst 33258 溶液并染色 20min。然后，用 PBS（0.01mol/L，pH 7.4）将染色的细胞洗涤 3 次。同时，未经处理的 MDA-MB-231 细胞作为对照。利用倒置的荧光显微镜观察、拍摄。

结果显示，用 ^{CD44}FM 纳米酶处理 24h 的 MDA-MB-231 细胞的核形态完整，与对照细胞相比没有明显的核塌陷（图 15-8C），说明 ^{CD44}FM 纳米酶具有良好的生物安全性。

15.3.5　比色法检测乳腺癌细胞

利用胰蛋白酶（0.25%，W/V）消化、收集处于指数生长期的乳腺癌 MDA-MB-231 细胞。使用细胞计数器在光学显微镜下计数细胞数量。将 $50\mu L$ 的 ^{CD44}FM 纳米酶（1mg/mL）加入到 $450\mu L$ 含有不同数量细胞的 PBS（0.01mol/L，pH 7.4）中，然后 37℃ 下孵育 2h。随后以 1000r/min 离心 5min，并用乙酸钠缓冲液（0.2mol/L，pH 3.6）洗涤 3 次以去除未结合

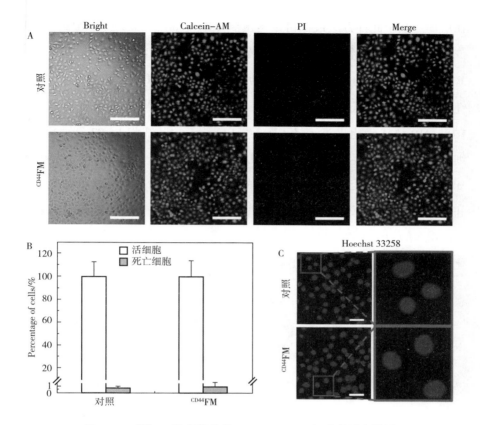

图 15-8 ^{CD44}FM 纳米酶处理 MDA-MB-231 细胞的活力检测

A Calcein-AM/PI 双染检测^{CD44}FM 纳米酶处理 MDA-MB-231 细胞的活力。比例尺＝200μm；B 对应的荧光定量分析；C Hoechst 33258 染色检测^{CD44}FM 纳米酶处理对 MDA-MB-231 细胞的凋亡影响。比例尺＝50μm。未处理的 MDA-MB-231 细胞作为对照。

的^{CD44}FM 纳米酶，收集细胞。加入 490μL 醋酸钠缓冲液和 10μL TMB 重悬处理过的细胞，然后在室温下孵育 15min。最后，在微孔板分光光度计下测量 652nm 处的吸光度。

采用^{CD44}FM 纳米酶对乳腺癌 MDA-MB-231 细胞进行特异性比色检测。图 15-9A 为比色检测的步骤。将 MDA-MB-231 细胞与 100μg/mL 的^{CD44}FM 纳米酶共同培养 2h 后，利用 TMB 作为底物在 652nm 处测量吸光度的变化。结果表明，随着 MDA-MB-231 细胞数量的增加，TMB 的氧化产物也在增加。基于此种方法最低可以检测到 186 个 MDA-MB-231 细胞，表明该方法具有良好的特异性和较低的检测限（图 15-9B 和 C）。

如表 15-2 所示，与现有的检测方法相比，[CD44]FM 纳米酶显示了高特异性、高灵敏度和低检测限。同时，我们评估了[CD44]FM 纳米酶对乳腺癌 MDA-MB-231 细胞（过表达 CD44 蛋白）、正常肝细胞 L-02 和血管内皮细胞 VECs（低表达或几乎不表达 CD44 蛋白）的选择性。结果显示，MDA-MB-231 细胞的吸光度随着细胞数量的增加而增大。然而，正常肝细胞 L-02 和血管内皮细胞 VECs 的吸光度没有明显变化（图 15-9D）。这些结果表明，逐渐增多的 MDA-MB-231 细胞与[CD44]FM 纳米酶结合，转化为直观的颜色变化，[CD44]FM 纳米酶对乳腺癌 MDA-MB-231 细胞具有良好的选择性。

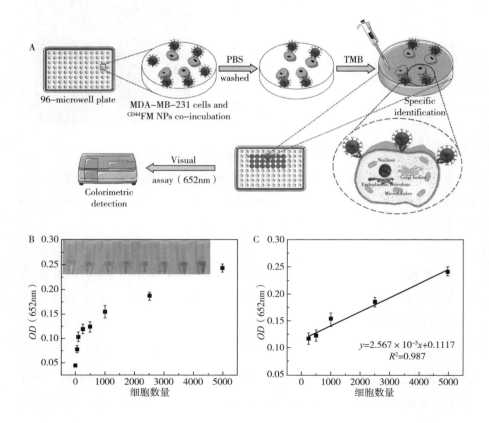

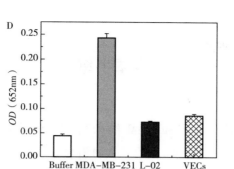

图 15-9 ^{CD44}FM 纳米酶检测乳腺癌细胞

A 用^{CD44}FM 纳米酶检测乳腺癌 MDA-MB-231 细胞的比色法示意图；B 和 C 在 TMB 存在下，利用^{CD44}FM 纳米酶检测 MDA-MB-231 细胞。插图：表示与不同数量的 MDA-MB-231 细胞的颜色变化；D ^{CD44}FM 纳米酶对不同细胞的选择性，NaAc-HAC 缓冲液作为阴性对照。

表 15-2 ^{CD44}FM 与现有检测癌细胞方法的比较

材料	检测方法	检测限（LOD）	靶向配位基	检测对象
GFH	比色法	1000	FA	HeLa 细胞
ANSB	比色法	800	适配子	Ramos 细胞
GO-AuNC	比色法	1000	—	MCF-7 细胞
ATF	比色法	2000	FA	HeLa 细胞
PtNPs/GO	比色法	125	FA	MCF-7 细胞
CPT/DM-FA	比色法	2	FA	A549 细胞
FAPMoV$_3$	比色法	—	FA	HepG2 细胞
MoS$_2$/PtCu	比色法	300	链霉亲和素	MCF-7 细胞
Pt$_{72}$Co$_{28}$	比色法	500	适配子	MCF-7 细胞
FA-MnCo$_2$O$_4$	比色法	60	叶酸	HeLa 细胞
Cu$_{2-x}$Se/rGO	比色法	63	叶酸	MCF-7 细胞
^{CD44}FM	比色法	186	Anti-CD44 mAbs	MDA-MB-231 细胞

本章小结

（1）成功制备免疫亲和 ^{CD44}FM 纳米酶，^{CD44}FM 纳米酶在较宽的 pH 值（2.4~7.8）和温度范围（25~60℃）内具有良好的类氧化酶催化活性。

（2）^{CD44}FM 纳米酶可以克服传统 CELISA 中，由 HRP 和 H_2O_2 不稳定造成的高假阴性问题，能够用于灵敏、特异和快速地检测乳腺癌细胞。

（3）^{CD44}FM 纳米酶在检测乳腺癌细胞过程中，无细胞毒性、不影响细胞活力、不引起细胞凋亡、不改变细胞骨架结构，因此，该方法对细胞无伤害，能精确检测活的、具有危害的乳腺癌细胞。

参考文献

[1] Alexiou C., Jurgons R., Schmid R., et al. In vitro and in vivo investigations of targeted chemotherapy with magnetic nanoparticles [J]. J Magn Magn Mater, 2005, 293 (1): 389-393.

[2] Allen J. W., Knoblach S. M., Faden A. I. Activation of group I metabotropic glutamate receptors reduces neuronal apoptosis but increases necrotic cell death in vitro [J]. Cell Death Differ, 2000, 7: 470-476.

[3] Badruddoza A. Z. M., Tay A. S. H., Tan P. Y., et al. Carboxymethyl-beta-cyclodextrin conjugated magnetic nanoparticles as nano-adsorbents for removal of copper ions: synthesis and adsorption studies [J]. J Hazard Mater, 2011 (2-3), 185: 1177-1186.

[4] Bhattacharya K., Naha P. C., Naydenova I., et al. Reactive oxygen species mediated DNA damage inhuman lung alveolar epithelial (A549) cells from exposure to non-cytotoxic MFI-type zeolite nanoparticles [J]. Toxicol Lett, 2012, 215 (3): 151-160.

[5] Qi C., Cai S. F., Wang X. H., et al. Enhanced oxidase/peroxidase-like activities of aptamer conjugated MoS_2/PtCu nanocomposites and their biosensing application [J]. RSC Adv, 2016, 6: 54949-54955.

[6] Chen W., Shen H., Li X., et al. Synthesis of immunomagnetic nanoparticles and their application in the separation and purification of $CD34^+$ hematopoietic stem cells [J]. Appl Surf Sci, 2006, 253:

1762-1769.

［7］ Cheon J. , Kang N. J. , Lee S. M. , et al. Shape evolution of single-crystalline iron oxide nanocrystals ［J］. J Am Chem Soc, 2004, 126: 1950-1951.

［8］ Chung T. H. , Chang J. Y. , Lee W. C. Application of magnetic poly (styrene-glycidyl methacrylate) microspheres for immunomagnetic separation of bone marrow cells ［J］. J Magn Magn Mater, 2009, 321 (10): 1635-1638.

［9］ Correia A. R. , Sampaio I. , Comparetti E. J. , et al. Optimized PAH/Folic acid layer-by-layer films as an electrochemical biosensor for the detection of folate receptors ［J］. Bioelectrochemistry, 2020, 137: 107685.

［10］ Ding E. L. , Hai J. , Chen F. J. , et al. Constructing 2D nanosheet-assembled $MnCo_2O_4$ nanotubes for pressure and colorimetric dual-signal readout detection of cancer cells in serum samples ［J］. ACS Appl Nano Mater, 2018, 1: 4156-4163.

［11］ Gao L. , Liu M. , Ma J. et al. Peptide-conjugated gold nanoprobe: intrinsic nanozyme-linked immunsorbant assay of integrin expression level on cell membrane ［J］. ACS Nano, 2015, 9 (11): 10979-10990.

［12］ Garanti T. , Alhnan M. A. , Wan K. W. RGD-decorated solid lipid nanoparticles enhance tumor targeting, penetration and anticancer effect of asiatic acid ［J］. Nanomedicine, 2020, 15 (16): 1567-1583.

［13］ Gordon R. , Hogan C. E. , Neal M. L. , et al. A simple magnetic separation method for high-yield isolation of pure primary microglia ［J］. J Neurosci Methods, 2011, 194 (2): 287-296.

［14］ Grimm S. , Schultz M. , Barth S. , et al. Flame pyrolysis-a preparation route forultrafine pure $\gamma-Fe_2O_3$ powders and the control of their particle size and properties [J]. J Mater Sci, 1997, 32: 1083 – 1092.

[15] Gupta A. K. , Gupta M. Synthesis and surface engineering of iron oxide nanoparticles for biomedical pplications [J]. Biomaterials, 2005, 26 (18): 3995–4021.

[16] Harbeck N. , Penault–Llorca F. , Cortes J. , et al. Breast cancer [J]. Nat Rev Dis Primers, 2019, 5 (1): 66.

[17] Hou W. , Xia F. , Alfranca G. , et al. Nanoparticles for multi–modality cancer diagnosis: Simple protocol for self–assembly of gold-nanoclusters mediated by gadolinium ions [J]. Biomaterials, 2017, 120: 103–114.

[18] Huang D. M. , Hsiao J. K. , Chen Y. C. , et al. The promotion of human mesenchymal stem cell proliferation by superparamagnetic iron oxide nanoparticles [J]. Biomaterials, 2009, 30 (22): 3645 – 3651.

[19] Huang J. , Li C. , Wang Y. , et al. Cytokine–induced killer (CIK) cells bound with anti–CD3/anti–CD133 bispecific antibodies target CD133 high, cancer stem cells in vitro and in vivo [J]. Clin Immunol, 2013, 149 (1): 156–168.

[20] Jemal A, Bray F. , Center M. M. , et al. Global cancer statistics [J]. CA Cancer J Clin, 2011, 61 (2): 69–90.

[21] Jo J, Aoki I, Tabata Y. Design of iron oxide nanoparticles with different sizes and surface charges for simple and efficient labeling of mesenchymal stem cells [J]. J Control Release, 2010, 142 (3): 465–473.

[22] Katanaev V. L. , Wymann M. P. Microquantification of cellular and in vitro F–actin by rhodamine phalloidin fluorescence enhancement

［J］. Anal Biochem，1998，264（2）：185-190.

［23］ Kılınç E. Fullerene C60 functionalized $\gamma-Fe_2O_3$ magnetic nanoparticle：Synthesis，characterization，and biomedical applications［J］. Artif Cell Nanomed Biotechnol，2016，44：298-304.

［24］ Kumar A. S. K. K.，Lu C. Y.，Tseng W. L. Two in one：poly（ethyleneimine）-modified MnO_2 nanosheets for ultrasensitive detection and catalytic reduction of 2，4，6-trinitrotoluene and other nitro aromatics［J］. ACS Sustain Chem Eng，2021，3：1142-1151.

［25］ L. N. Zhang，H. H. Deng，F. L. Lin，et al. In situ growth of porous platinum nanoparticles on graphene oxide for colorimetric detection of cancer cells［J］. Anal Chem，2014，86：2711-2718.

［26］ Lai X.，Eberhardt M.，Schmitz U.，et al. Systems biology-based investigation of cooperating microRNAs as monotherapy or adjuvant therapy in cancer［J］. Nucleic Acids Res，2019，47（15）：7753-7766.

［27］ Li，H.，Qian，Z. M. Transferrin/transferrin receptor-mediated drug delivery［J］. Med Res Rev，2002，22（3）：225-250.

［28］ Liochev S. I. Reactive oxygen species and the free radical theory of aging［J］. Free Radic Biol Med，2013，60：1-4.

［29］ Liu G. D.，Mao X.，Phillips J. A.，et al. Aptamer nanoparticle strip biosensor for sensitive detection of cancer cells［J］. Anal Chem 2009，81：10013-10018.

［30］ Lubbe A. S.，Bergemann C.，Brock J.，et al. Physiological aspects in magnetic drug targeting［J］. J Magn Magn Mater，1999，194（1）：149-160.

［31］ Luo W.，Zhu C.，Su S.，et al. Self-catalyzed，self-limiting growth of glucose oxidase-mimicking gold nanoparticles［J］. ACS Nano，2010，4：7451-7458.

［32］ Ma Y. , Zhang Y. , Li X. , et al. Near－Infrared II phototherapy in-
duces deep tissue immunogenic cell death and potentiates cancer im-
munotherapy ［J］. ACS Nano, 2019, 13 （10）: 11967－11980.

［33］. Martin－Henao G. A. , Pitón M. , Amill B. , et al. Combined posi-
tive and negative cell selection from allogeneic peripheral blood pro-
genitor cells （PBPC） by use of immunomagnetic methods ［J］. Bone
Marrow Transpl, 2001, 27 （7）: 683－687.

［34］ Meldrum F. C. , Heywood B. R. , Mann S. Magnetoferritin: in vitro
synthesis of a novel magnetic protein ［J］. Science, 1992, 257:
522－523.

［35］ Nagarajan R. Nanoparticles: building blocks for nanotechnology
［M］. In book: nanoparticles: synthesis, stabilization, passivation,
and functionalization. ACS Symposium Series, Washington DC:
American Chemical Society, 2008.

［36］ Nedeljkovic M. , Damjanovic A. Mechanisms of chemotherapy resist-
ance in triple negative breast cancer how we can rise to the challenge
［J］. Cells, 2019, 8 （9）: 957.

［37］ Pedro T. , María P. M. , Sabino V. V. , et al. Topical review: the
preparation of magnetic nanoparticles for applications in biomedicine
［J］. J Phys D: Appl Phys, 2003, 36 （13）: R182－R197.

［38］ Pillai V. , Kumar P. , Hou M. J. , et al. Preparation of nanoparti-
cles of silver halides, superconductors and magnetic materials using
water－in－oil microemulsions as nano－reactors ［J］. Adv Colloid In-
terfac, 1995, 55: 241－269.

［39］ Pulfer S. K. , Ciccoto S. L. , Gallo J. M. Distribution of small mag-
netic particles in brain tumor bearing rats ［J］. J Neurooncol, 1999,
41 （2）: 99－104.

［40］ GuoQ. J. , Pan Z. Y. , Men C. , et al. Visual detection of cancer cells by using in situ grown functional Cu2−xSe/reduced graphene oxide hybrids acting as an efficient nanozyme [J]. Analyst, 2019: 144: 716−721.

[41] Qamar Z., Sartaj A., Iqubal M. K., et al. Combination drug loaded lipid−based nanocarriers as treatment entity for battling glioblastoma multiforme [J]. J Drug Deliv Sci Tec, 2023, 87: 104800.

[42] Qu S., Yang H., Ren D., et al. Magnetite nanoparticles prepared by precipitation from partially reducedferric chloride aqueous solutions [J]. J Colloid Interface Sci, 1999, 215 (1): 190−192.

[43] Reya T., Morrison S. J., Clarke M. F., et al. Stem cells, cancer, and cancer stem cells [J]. Nature, 2001. 414: 105−111.

[44] Schuler D., Frankel R. B. Bacterial magnetosomes: microbiology, biomineralization and biotechnological applications [J]. Appl Microbiol Biotechnol, 1999, 52 (4): 464−473.

[45] Sharma M., Mittapelly N., Banala V. T., et al. Correction to "amalgamated microneedle array bearing ribociclib−loaded transfersomes eradicate breast cancer via CD−44 targeting" [J]. Biomacromolecules, 2023, 24 (1): 515.

[46] Shmelkov S. V., Butler J. M., Hooper A. T., et al. CD133 expression is not restricted to stem cells, and both CD133$^+$ and CD133$^-$ metastatic colon cancer cells initiate tumors [J]. J Clin Invest, 2008, 118 (6): 2111−2120.

[47] Soeda A., Park M., Lee D., et al. Hypoxia promotes expansion of the CD133−positive glioma stem cells through activation of HIF−1α [J]. Oncogene, 2009, 28 (45): 3949−3959.

[48] Soenen S. G. H., Himmelreich U., Nuytten N., et al. Cytotoxic effects of iron oxide nanoparticles and implications forsafety in cell labeling [J]. Biomaterials, 2011, 32 (1): 195−205.

[49] Soenen S. G. H. , Illyes E. , Vercauteren D. , et al. The role of nanoparticle concentration-dependent induction of cellular stress in the internalization of non-toxic cationic magnetoliposomes [J]. Biomaterials, 2009, 30 (36): 6803-6813.

[50] Song Y. , Chen Y. , Feng L. , et al. Selective and quantitative cancer cell detection using target-directed functionalized graphene and its synergetic peroxidase-like activity [J]. Chem Commun 2011, 15: 4436-4438.

[51] Sonvico F. , Mornet S. , Vasseur S. , et al. Folate-conjugated iron oxide nanoparticles for solid tumor targeting as potential specific magnetic hyperthermia mediators: synthesis, physicochemical characterization, and in vitro experiments [J]. Bioconjug Chem, 2005, 16 (5): 1181-1188.

[52] Sousa M. H. , Rubim J. C. , Sobrinho P. G. , et al. Biocompatible magnetic fluid precursors based on aspartic and glutamic acid modified maghemite nanostructures [J]. J Magn Magn Mater, 2001, 225 (1-2): 67-72.

[53] Suetsugu A. , Nagaki M. , Aoki H. , et al. Characterization of CD133$^+$ hepatocellular carcinoma cells as cancer stem/progenitor cells [J]. Biochem Biophys Res Commun, 2006, 351 (4): 820-824.

[54] Talasaz A. H. , Powell A. A. , Huber D. E. , et al. Isolating highly enriched populations of circulating epithelial cells and other rare cells from blood using a magnetic sweeper device [J]. Proc Natl Acad Sci USA, 2009, 106 (10): 3970-3975.

[55] Tang J. , Myers M. , Bosnick K. A. , et al. Magnetite Fe_3O_4 nanocrystals: spectroscopic observation of aqueous oxidation kinetics [J]. J Phys Chem B, 2003, 107 (30): 7501-7506.

［56］ Tang Z. , Zhang H. , Liu Y. , et al. Antiferromagnetic pyrite as the tumor microenvironment‐mediated nanoplatform for self‐enhanced tumor imaging and therapy ［J］. Adv Mater, 2017, 29 （47）: 1701683.

［57］ Tartaj P. , Tartaj J. Microstructural evolution of iron‐oxide‐doped alumina nanoparticles synthesized from microemulsions ［J］. Chem Mater, 2002, 14 （2）: 536-541.

［58］ Wagner K. , Kautz A. , Röder M. , et al. Synthesis of oligonucleotide‐functionalized magnetic nanoparticles and study on their in vitro cell uptakte ［J］. Appl Organometal Chem, 2004, 18: 514-519.

［59］ Wan Y. , Qi P. , Zhang D. , et al. Manganese oxide nanowire‐mediated enzyme‐linked immunosorbent assay ［J］. Biosens Bioelectron, 2012, 33 （1）: 69-74.

［60］ Wang G. L. , Xu X. F. , Qiu L. , et al. Dual responsive enzyme mimicking activity of AgX （X=Cl, Br, I) nanoparticles and its application for cancer cell detection ［J］. ACS Appl Mater Interfaces, 2014, 6 （9）: 6434-6442.

［61］ Wang J. , Li Y. , Wang L. , et al. Comparison of hyaluronic acid‐based micelles and polyethylene glycol‐based micelles on reversal of multidrug resistance and enhanced anticancer efficacy in vitro and in vivo ［J］. Drug Deliv, 2018, 25 （1）: 330-340.

［62］ Wang J. , Wang X. , Ren L. , et al. Conjugation of biomolecules with magnetic protein microspheres forthe assay of early biomarkers associated with acute myocardialinfarction ［J］. Anal Chem, 2009, 81 （15）: 6210-6217.

［63］ Wang X. , Wei F. , Liu A. , et al. Cancer stem cell labeling using poly （L‐lysine）‐modified iron oxide nanoparticles ［J］. Biomaterials, 2012, 33 （14）: 3719-3732.

［64］ Wang X. , Wei F. , Yan S. , et al. Innovative fluorescent magnetic albumin microbead-assisted cell labeling and intracellular imaging of glioblastoma cells ［J］. Biosens Bioelectron, 2014, 54: 55-63.

［65］ Wang X. , Xiong T. , Cui M. , et al. Targeted self-activating Au-Fe$_3$O$_4$ composite nanocatalyst for enhanced precise hepatocellular carcinoma therapy via dual nanozyme-catalyzed cascade reactions ［J］. Appl Mater Today, 2020, 21: 100827.

［66］ Warleta F. , Campos M. , Allouche Y. , et al. Squalene protects against oxidative DNA damage in MCF-10A human mammary epithelial cells but not in MCF-7 and MDA-MB-231 human breast cancer cells ［J］. Food Chem Toxicol, 2010, 48 (4): 1092-1100.

［67］ Weber M. , Steinle H. , Golombek S. , et al. Blood-contacting biomaterials: in vitro evaluation of the hemocompatibility ［J］. Front Bioeng Biotechnol, 2018, 6: 99.

［68］ Weisblum B. , Haenssler E. Fluorometric properties of the bibenzimidazole derivative Hoechst 33258, a fluorescent probe specific for AT concentration in chromosomal DNA ［J］. Chromosoma, 1974, 46 (3): 255-260.

［69］ Wong K. K. W. , Douglas T. , Gider S. , et al. Biomimetic synthesis and characterization of magnetic proteins (magnetoferritin) ［J］. Chem Mater, 1998, 10 (1): 279-285.

［70］ Xu W. , Cao L. , Chen L. , et al. Isolation of circulating tumor cells in patients with hepatocellular carcinoma using a novel cell separation strategy ［J］. Clin Cancer Res, 2011, 17 (11): 3783-3793.

［71］ Ji Y. , Xu J. , Chen X. L. , et al. Inorganicbimolecular hybrids based on polyoxometalates: intrinsic oxidase catalytic activity and their application to cancer immunoassay ［J］. Sens Actuator B-Chem, 2015; 208: 497-504.

[72] Tao Y. , Lin Y. H. , Huang Z. Z. , et al. Incorporating graphene oxide and gold nanoclusters: a synergistic catalyst with surprisingly high peroxidase-like activity over a broad pH range and its application for cancer cell detection [J]. Adv Mater, 2013, 25: 2594-2599.

[73] Qu Y. J. , Yang Y. , Du R. J. , et al. Peroxidase activities of gold nanowires synthesized by TMV as template and their application in detection of cancer cells [J]. Appl Microbiol Biotechnol, 2020, 104: 3947-3957.

[74] Yan H. , You Y. , Li X. , et al. Preparation of RGD peptide/folate acid double-targeted mesoporous silica nanoparticles and its application in human breast cancer MCF-7 cells [J]. Front pharmacol, 2020, 11: 898.

[75] Yang B. , Chen Y. , Shi J. Reactive oxygen species (ROS) -based nanomedicine [J]. Chem Rev, 2019, 119 (8): 4881-4985.

[76] Chen Z. J. , Huang Z. , Sun Y. M. , et al. The most active oxidase-mimicking Mn_2O_3 nanozyme for biosensor signal generation [J]. Chem Eur J, 2021, 27: 9597-9604.

[77] Zhang Y. , An J. , Shao Y. , et al. CD38-directed vincristine nanotherapy for acute lymphoblastic leukemia. Biomacromolecules, 2022, 23 (1): 377-387.

[78] Zhao X. , Liu C. , Wang Z. , et al. Synergistic pro-apoptotic effect of a cyclic RGD peptide-conjugated magnetic mesoporous therapeutic nanosystem on hepatocellular carcinoma HepG2 cells [J]. Pharmaceutics, 2023, 15 (1): 276.

[79] Zhou Z. , Ni K. , Deng H. , et al. Dancing with reactive oxygen species generation and elimination in nanotheranostics for disease treatment [J]. Adv Drug Deliv Rev, 2020, 158: 73-90.

［80］Zhou Z. H., Wang J., Liu X., et al. Synthesis of Fe₃O₄ nanoparti-clesfrom emulsions ［J］. J Mater Chem, 2001, 6（11）: 1704-1709.

［81］Zhu P., Chen Y., Shi J. Nanoenzyme-augmented cancer sonody-namic therapy by catalytic tumor oxygenation ［J］. ACS Nano, 2018, 12（4）: 3780-3795.

［82］宾雨飞, 廖端芳. 一氧化氮供体型药物抗肿瘤作用的研究进展 ［J］. 湖南中医药大学学报, 2019, 39（05）: 663-669.

［83］李玲, 向航. 功能材料与纳米技术 ［M］. 北京: 化学工业出版社, 2002: 3-5.

［84］邱春喜, 姜继森, 赵振杰, 等. 固相法制备 α-Fe₂O₃ 纳米粒子 ［J］. 无机材料学报, 2001, 16（5）: 957-960.

［85］王雪琴. 超顺磁性蛋白微球荧光免疫分析急性心肌梗塞早期标志物的研究 ［D］. 西北农林科技大学, 2009.

［86］王雪琴. 基于超顺磁性纳米颗粒的肿瘤干细胞生物学特性研究 ［D］. 西北农林科技大学, 2012.

［87］王知非, 李贺书. 纳米技术在肿瘤防治中的应用 ［J］. 实用肿瘤学杂志, 2002, 16（1）: 75-77.

［88］谢伟. 人卵巢癌细胞系 A2780 中肿瘤干细胞的分离及鉴定 ［D］. 第三军医大学, 2011.